『フォークス・オーバー・ナイブズ』に学ぶ

超医食革命

Forks Over Knives
正しい食事は手術に勝る

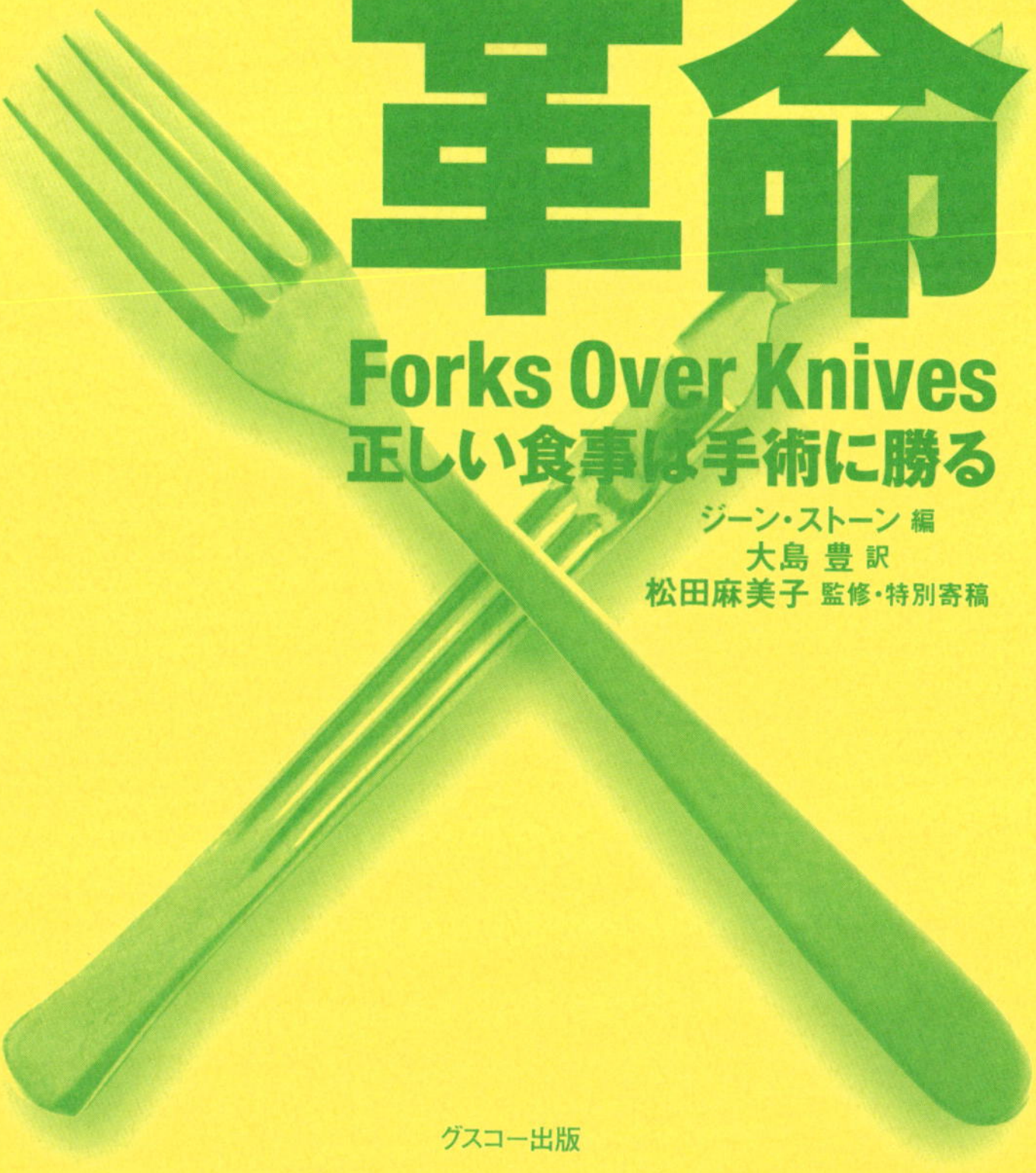

ジーン・ストーン 編
大島 豊 訳
松田麻美子 監修・特別寄稿

グスコー出版

はじめに——あなたを病気から守ってくれるのは、誰なのでしょうか

食べ物で患者を治せるなら、薬は薬剤師の壺の中にしまっておきなさい。

——ヒポクラテス

ひとつの生き方として**「プラントベースでホールフードの食事」**（注）をしようという考え方は、二八〇〇年以上も前からあったものですが、どうにかこうにか少しずつながらも、ようやく広がりを見せ始めてきました。

【注】野菜・果物・豆類・穀物・木の実（ナッツ）・種子類などを精製加工せずに、そのまま丸ごと食べる食事。

今まではひとつの理想の形として掲げられるだけでしたが、この食習慣は人間の健康を増進するのに、実はきわめて大きな力を発揮することが近年の研究によって明ら

かにされているのです。

むしろ、さまざまな観点から考えてみても、「プラントベースの食事」を始めることは、早ければ早いほど良いわけで、今すぐにでも周知徹底されるべき課題といえます。

一人一人がより健康になるだけでなく、医療にかかる費用全体を劇的に減らすことが可能となり、環境に対する破壊行為や、地球の生き物たちにさまざまな形で襲いかかっている「暴力」を必要最小限にまで減らすこともできます。

プラントベースの食事スタイルから得られる恩恵はあまりに大きいので、このことをできる限り多くの人たちに、信条・出身を異にするとしても、年齢・性・民族・居住地の別があったとしても、皆に知ってもらえるような方法を探さなければいけない、と考えました。

そのためのいちばん賢明な方法とは、個人的な体験と映像を共有することです。ドキュメンタリー映画『**フォークス・オーバー・ナイブズ（食事は手術に勝る、の意）**』（注）は、それを実現したものです。

【注】健康改善には「フォーク」、つまり正しい食事をするほうが、医師の「ナイフ」

（手術用のメス）に頼ること、すなわち手術を受けることよりもずっと役立つ、ということを指している。

映画『フォークス・オーバー・ナイブズ』は個人個人の遍歴でもあり、大いなる物語でもあります。撮影のために全米各地を訪れましたが、投薬やサプリメントや手術など受けなくても、あっという間に健康を回復した大勢の人に出会いました。本書にはそうした人々の実例がたくさん示されています。ライフスタイルを根本から変えることで、深刻な病気の進行が止まり、さらには改善に向かっている個々の実話は、大いなる物語の一部をなすものです。

テクノロジーと住宅をめぐるバブルがはじけたために、米国経済の安定性はあえなく崩壊しました。天井知らずに増え続ける医療費が、さらに負担を重くしています。にもかかわらず、全体として見れば、人々は以前よりもさらに太り、いっそう不健康になっています。

とりわけ若い人たちの間に肥満と糖尿病が蔓延していることは、「将来国民の健康を国として守ることが経済的に成り立たなくなる」との予測を生み、「今の子供たちは親よりも長生きできなくなるかもしれない」という、暗澹《あんたん》たる言葉さえ聞かれる状況です。

この暗黒のシナリオの主役を務めるのは食品産業であり、その利益を追求し続ける人たちです。

食品業界は広告宣伝とマーケティングに毎年毎年何十億ドルもつぎ込んで、「乳製品、牛肉、豚肉、魚、鶏肉、卵を食べましょう」「砂糖、塩、脂肪たっぷりの食品をとりましょう」と、甘い言葉で誘惑しています。

こうした絶え間ないＰＲ攻撃によって、わが身を守る術を持っていない一般の人たちは「食べなければいけない」と思い込まされたものを食べてさらに太り、病気になっています。

肥満、高血圧、糖尿病、心臓病、脳梗塞、ガン、関節リウマチ、多発性硬化症、狼《ろう》瘡《そう》、胆石、憩室炎《けいしつえん》、骨粗鬆症《こつそしょうしょう》、各種アレルギー、喘息《ぜんそく》などの病気は、西欧型の栄養摂取から生まれる病気のごく一部です。

こうした病気で苦しむ人たちを、いったい誰が守ってくれるのでしょうか。

政府は守ってくれません。米国農務省は米国の食品業界の代弁者にすぎません。五年ごとに農務省が策定する「栄養ガイドライン」がありますが、ここで「推奨食品」として宣伝されている食べ物によって、何百万という人々が確実に病気になっています。

「米国栄養士会」（注・二〇一二年一月に「栄養と食品学会」に名称変更）も守ってはくれません。食品関連企業によって牛耳られているからです。

保険業界も守ってはくれません。病気の人に保険を売って儲けているからです。

製薬業界も守ってはくれません。慢性の病気の人に向けた薬を売って、毎年莫大な利益を得ているからです。

病院も守ってはくれません。**病院がやっていけるのは、病人がいるから**です。

医療関係者も守ってはくれません。**医師や看護師は、栄養学やライフスタイルの改善について実は何も学んでいない**からです。薬を処方するなどの専門的な立場を行使することで、多額の報酬を受けてもいるからです。

そして、米国の医学研究財団もまた同様です。ここに属する人たちは、例えば「個々の栄養素」についてなど、生物学的な細かい点に注意を向けることが多々あります。そのほうが商業的利益を生みやすいからです。

ドキュメンタリー映画『フォークス・オーバー・ナイブズ』の解説書の役割も担っている本書ですが、**「プラントベースでホールフード（未精製・未加工、自然丸ごとの植物性食品）」**の栄養をとることをメインテーマとしています。このことをごくふつうの人たちが理解できるようにするための、新たな方策が必要だからです。このドキュメンタリー映画が重要な点もそこにあります。

健康について根底から変えるような革命は、薬や手術といった医療の方面からは起きません。世間一般の人々が栄養についての知識や理解力を得たとき、つまり『フォークス・オーバー・ナイブズ』に描かれたような情報や、本書で強調されているような情報が十分に知れわたったときに初めて、この革命は実現することでしょう。

このドキュメンタリー映画を観れば、食生活を変える可能性が高まるはずです。食生活を変えることは難しいことに思えるかもしれませんが、そう思えるのは、私たちの多くが、脂肪・塩・砂糖たっぷりの食事に依存してしまっているためです。そうした材料がほとんど入っていないものを食べることが、大変な冒険に感じられてしまうからなのです。

食生活を変えることは、冒険でも難問でもありません。私たち自身の経験からいっ

【図1】アメリカにおける「肉・精白糖・乳製品の年間消費量」の推移

（数字は、1人当たり／単位はポンド。1ポンドは約454グラム）

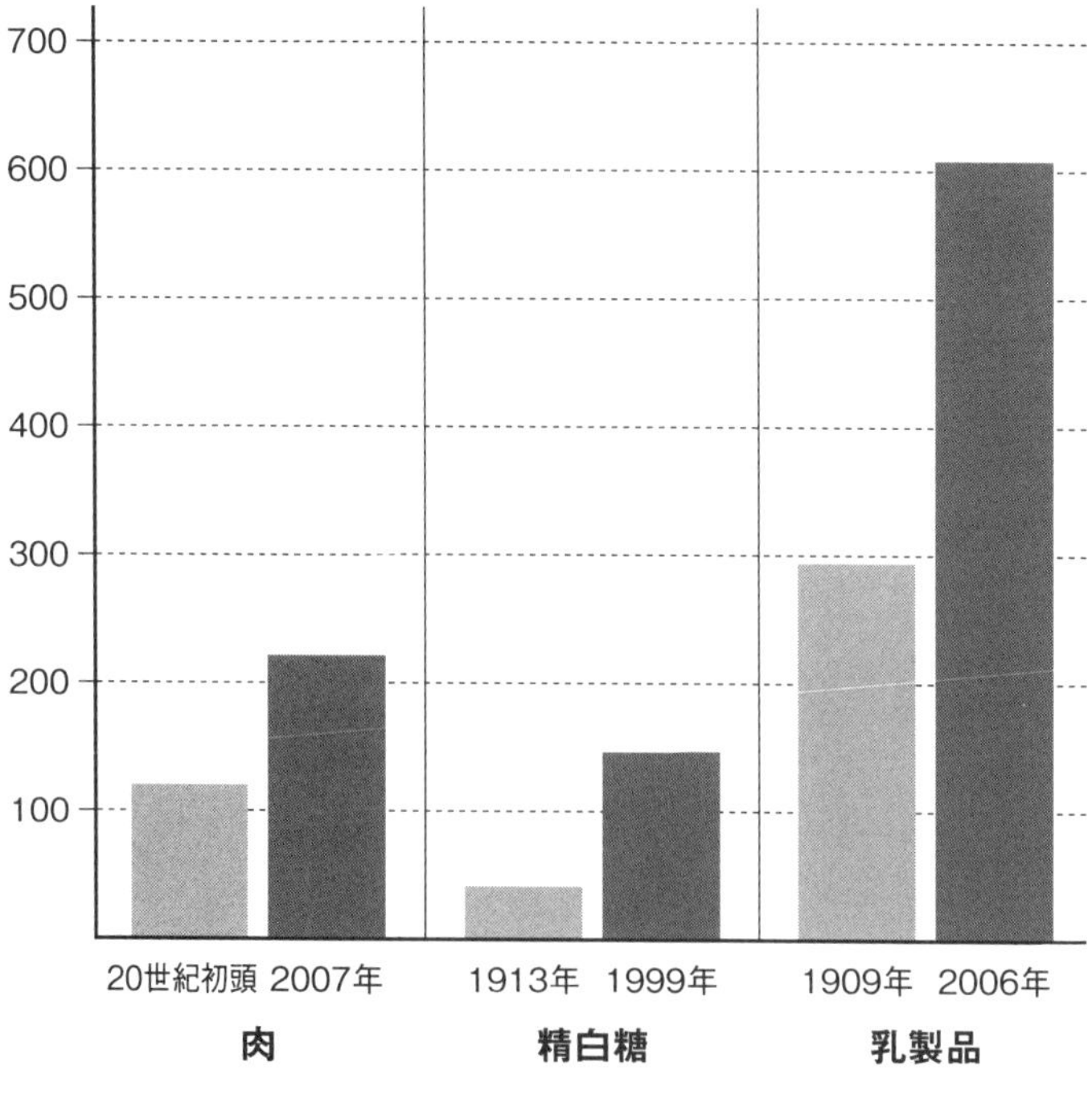

20世紀初頭、アメリカ人は1人当たり年間120ポンド（54キロ）の「肉」を食べていました。2007年、この数字は222ポンド（101キロ）になっています。同様に1913年当時、アメリカ人は1人当たり年間40ポンド（18キロ）の「精白糖」を消費していました。1999年までに、数字は147ポンド（67キロ）に上昇しています。
また1909年当時、アメリカ人は1人当たり年間294ポンド（133キロ）の「乳製品」を摂取していました。2006年までに、この数字は倍以上の605ポンド（275キロ）になっています。

ても、学問上の文献に照らしてみても、そうした依存状態はほんの二、三週間で消えてしまうものです。

ですから、安心して「プラントベースの食事」に挑戦し、楽しんで食べてください。そうすれば全く新しい味覚の世界を経験することになるでしょう。これまで味わったことのない、新しい世界を楽しむことができるようになります。

こうした食べ物のおいしさに、おそらくあなたはびっくりするでしょうし、しかも料理が簡単だということもおわかりになるでしょう。

まさにお楽しみはこれから始まるのです。

T・コリン・キャンベル（栄養生化学博士）

コールドウェル・B・エセルスティン（医学博士）

『フォークス・オーバー・ナイブズ』とは――

二〇一一年五月に、米国とカナダで公開された、米国ドキュメンタリー映画。現在、多くの人が苦しんでいる慢性疾患の大半は、動物性食品を排除することによって進行を遅らせたり、改善が可能になることを、病気を克服した実例を交え、さまざまな角度から探った作品です。

映画ではT・コリン・キャンベル博士とコールドウェル・B・エセルスティン博士の二人が、「プラントベースでホールフードの食事」によるメリットを証拠立てるデータをひとつひとつ見つけてゆく、その探索の足跡をたどります。それとともに、両博士の発見を裏付ける専門家たちもクローズアップします。

また、現代の欧米風の食習慣（肉、魚、卵、牛乳・乳製品、精製加工食品主体のスタイル）がどのようにしてできあがったか、その歴史も明らかにする一方で、食習慣を変えることで慢性病を克服した人たちの実例も描いています。

実際に食生活を変えてしまったリー・フルカーソン（監督、脚本）を中心に、ブライアン・ウェンデル（総指揮）、ジョン・コリー（製作）、アリソン・ブーン（製作協力）というスタッフのもと、撮影は二年にわたり、米国全土、カナダ、中国で行なわれました。

『フォークス・オーバー・ナイブズ』とは、「フォーク（食事、の意）はナイフ（医師の使うメス、の意）以上」、すなわち「正しい食事は手術に勝る」と訳されます。

オプラ・ウィンフリー（人気テレビ司会者）、アリシア・シルヴァーストーン（女優）、ジョン・マッケイ（ホールフーズマーケット社CEO〈最高経営責任者〉）をはじめとして、多くの支持者が出現、本作品の内容を高く評価しています。ジェームズ・キャメロン（映画『アバター』監督）が絶賛するなど、「プラントベースでホールフードの食事」は全米で話題となり、現在に至るまで、米国民の食生活に大きな影響を与えています。

同映画の解説本は『ニューヨーク・タイムズ』紙のベストセラー・リストの第一位にランクされ、本書はその日本語版です。

なお、日本語版のＤＶＤは、『フォークス・オーバー・ナイブズ――いのちを救う食卓革命』のタイトルで日本コロムビアから発売されています。

（グスコー出版　編集部）

本書の結論

たったひとつのことを変えるだけで、心臓病、糖尿病、ガンから救われる方法などあるのでしょうか。

少数ではありますが、情熱に満ちた医師や研究者が何十年もの間、この問いに対する回答を求めて診療や研究を繰り返してきました。

そして今、大ヒットとなったドキュメンタリー映画『フォークス・オーバー・ナイブズ』によって、こうした人たちの研究が人の一生を変えてしまうことが、広く一般の知るところとなりました。この問いに対する答えはひとつです。「プラントベースでホールフードの食事」をとること。あなたの命はそれで助かるのです。

食事についてのアドバイスとして、これまで聞かされてきたこととはまるで正反対かもしれません。しかし、『フォークス・オーバー・ナイブズ』に登場する医師や専門家は、そうした従来の常識にあえて挑戦しています。

コールドウェル・エセルスティン博士は、著書『心臓病は食生活で治す』の中で、肉・乳製品・油脂を食べることで血管の内側が損傷することについて解説しています。その結果、心臓病や心臓発作、脳梗塞が起きるのです。

コリン・キャンベル博士は、著書『葬られた「第二のマクガバン報告」』の中で、肉や乳製品を日常的に食べることで、ガンをはじめとする病気にかかる確率がはね上がることを明らかにしました。そして、食習慣を「プラントベースの食事」に変えると、病気になる確率は急降下するのです。

両博士の主張に声を合わせる専門家の数は日毎に増えています。**「プラントベースの食事」に勝る健康法はありません。**

『フォークス・オーバー・ナイブズ』のおかげで、「プラントベースの食事」によって健康への道をたどる人の数は、これまでとは比べものにならないくらい増えています。本書は「プラントベースの食事」に転換し、続けていくのに必要な情報を掲載した、「健康へのガイドブック」です。

『フォークス・オーバー・ナイブズ』への賛辞

これだけは間違いない。「プラントベースでホールフードの食事」がヘルシーだ、ということは否定のしようがない。

――**ロジャー・イーバート**（ピューリッツァー賞受賞の映画評論家）

自分のクリニックでは多くの患者さんにこの食事プログラムを実践してもらっている。というのも、信じられないような結果を、私自身が何度も繰り返し目にしているからだ。

――**メフメット・オズ**（医学博士、心臓外科医、健康情報テレビ番組ホスト）

『フォークス・オーバー・ナイブズ』に寄せられた証言

栄養関係で一〇年以上働いていますが、こんなに奥深く、刺激的で、励まされる映画は初めてです。自分のクライアントにもすすめていますが、映画で描かれたことを守った人は一人残らず、驚くほど健康になりました。テキサス生まれで肉が大好きな私の夫ですら、ホールフードの完全菜食になったくらいです。もちろん夫はこれまでになく元気で、ご機嫌です。

——シンシア・パスクエラ（カリフォルニア州ビバリーヒルズ在住）

『フォークス・オーバー・ナイブズ』で私たちの人生は変わりました。今では完全に「プラントベースの食事」にしていますが、こんなに元気になれるなんて想像もつきませんでした。これは健康と栄養についての「不都合な真実」です。この真実は、これからの世代に大きな影響を与えるはずです。

——クリスティナ・リソウスキー（コロラド州ボールダー在住）

血圧がどうしようもなく高くて、このままだと、若くして死ぬことはわかっていました。ところが、食事を変えて三か月経つと、体重は一〇キロ減り、血圧も正常になりました。これも全部「プラントベース一〇〇%の食事と運動」、そして、『フォークス・オーバー・ナイブズ』に関わったみなさん方のおかげです。

――ロブ・ゴールデン（カリフォルニア州コロナ在住）

『フォークス・オーバー・ナイブズ』を観れば、自分の健康は自分でどうにでもコントロールできることがわかります。病気になってからなんて遅すぎます。健康なうちに始めることをおすすめします。ほんとに簡単なんですから。人間の体は「プラントベースの食べ物」だけで生きていけるようにできているんです。

――ジュリー・スターナー（イリノイ州グレンビュー在住）

『フォークス・オーバー・ナイブズ』は救命具なんです。やたらに怖がらせるのではなく、どうして「プラントベースの食事」にしなければならないか、科学的な根拠に立ってありのままに語っています。伝えようとしていることはシンプルです。動物由来の食べ物は人間を殺します。食べなくても生きていけるんです。

——ライザ・フリック（カリフォルニア州ハンティントン・ビーチ在住）

「プラントベースでホールフードの食事」が人間の健康をびっくりするくらい改善することは、『フォークス・オーバー・ナイブズ』を観る前にさんざん本で読んでいたので、知識としては知っていました。それでも、この映画を実際に観て、初めてわかったことがたくさんありました。これはとても大事な映画です。とてもよく効きます。あらゆる人に観てもらいたい映画です。

——マーサ・オズボーン（オレゴン州ヒルズボロ在住）

完全な「プラントベース食」は地球を救う、とずいぶん前から聞かされてはいましたが、実際に『フォークス・オーバー・ナイブズ』を観て納得できました。映画で紹介される食事で救われるのは私たち自身なんです。

——トム＆ジュディ・ストッキング（カリフォルニア州シミ・ヴァレー在住）

この映画を通じて伝わってくるメッセージは強力で、アメリカの血管を流れている有毒なドラッグ（薬）も止められるはずです。

――フランセスカ・リー（ロサンゼルス在住）

私は三三歳ですが、「病的な肥満」と言われてから、すでに一五年経ちました。そのため睡眠時無呼吸症候群や鬱《うつ》病、深刻な不安症に悩み続ける毎日でした。しかし、『フォークス・オーバー・ナイブズ』のおかげで、私たちの食生活はきちんとした栄養がとれるどころか、むしろ毒を盛られているという事実に気づきました。「プラントベースの食事」に変えてわずか二週間、私は元気を回復し、体重は激減しました。毎日の食事がこんなに楽しかったなんて、思いもよりませんでした。

――ティム・オールドリッジ（ミシガン州グランド・ラピッズ在住）

私には神経調節性低血圧という非常に稀な病気があり、薬を飲めば飲むほど病気は重くなる、という状態でした。自宅の台所と近くの青果売場に救世主がいる、ということを、この映画を観るまで知らなかったのです。『フォークス・オーバー・ナイブズ』

のおかげで、私の体はようやく改善に向かい始めました。

――ケリー・オブライエン（シカゴ在住）

すばらしい健康状態を取り戻し、それを維持していける食事システムを、もう一〇年もの間、探し続けていました。『フォークス・オーバー・ナイブズ』でついにそれを見つけることができたのです。映画を観て、キャンベル博士の著書『葬られた「第二のマクガバン報告」』も読みました。もうこれで病気と老齢と闘うために必要な知識は完璧です。

――ローデス・E・ブロリー（フィラデルフィア在住）

父は一〇年前、心臓の三重バイパス手術を受けました。そんなこともあって、父も私もこの映画にはとても驚き感動しました。父の手術後、病院での回復期間に、焼きすぎたハンバーガーが出てきたことを思い出して、私たちはあきれたものです。「食事と病気の関係」について、医療従事者にもっと勉強してもらう必要がありますね。

私が以前から「プラントベースでホールフードの食事」しかとらない理由を、今は父もわかってくれています。私にとってそれは、「ダイエット」でも「ライフスタイル」でもありません。私には、これ以外の生き方ができないからです。

――デブラ・マーフィー（バンクーバー在住）

本書に記述された内容は、
専門の医療機関による勧告を代替するものではありません。
健康または病気の状態について、あるいは
食事療法の開始または変更にあたっては、
かかりつけの医師か専門の医療機関に必ずご相談ください。

日本の読者のみなさんへ（グスコー出版　編集部より）

本書は映画『Forks Over Knives』の解説書『Forks Over Knives：The Plant Based Way to Health』の日本語版です。ただし、日本の読者が内容を理解しやすいように、という趣旨のもと、「推奨の声」の掲載方法や「注」の挿入など、再編集を施しました。

また、原書には「レシピ」が掲載されていましたが、現在心臓病をわずらっている方にはふさわしくない木の実（ナッツ類）などが用いられているものもあり、体のトラブル改善にはすばらしいレシピではありますが、心臓病の方には誤解を招きかねないおそれがある、という理由で割愛させていただきました。

この情報は、レシピの考案などでエセルスティン博士の食事療法を支えてきたアン夫人から、本書監修者の松田麻美子氏に寄せられたもので、こうしたアドバイスを参考に、掲載除外の最終的な判断は弊社編集部が下しました。

「プラントベースでホールフードの食事」のレシピにつきましては、弊社既刊の『50代からの超健康革命』『女性のためのナチュラル・ハイジーン』や「日本ナチュラル・ハイジーン普及協会」発行の私家版『超健康革命 旬のレシピ集』（いずれも、松田麻美子著）に掲載されているレシピを参考にしていただければ幸いです。

また、現在心臓病の方には、角川学芸出版から刊行されているエセルスティン博士の著書『心臓病は食生活で治す』（松田麻美子訳）を参考にされることをおすすめします。（参考文献は、二〇〇ページに掲載）

なお、本文中の（注）は例外を除き、監修者によるものです。また、煩雑になるのを避けるため、「注」の字を省いたケースもあります。太字個所については、日本語版で新たに追加したものがあります。

文中の（ ）の中の通貨表示は、一ドルを一〇〇円として換算しました。

超医食革命　目次

第2章 ほとんどの病気は食事が原因で起きる……57

第3章 「超医食革命」、驚きの症例……76

症例② サンドラ・プルードの場合……83
「神様、なんとかして助けてください」 食事を変えることで、願いはかないました。
症例③ ジョーイ・オーキンの場合……87
食事を変えたら二日も経たずに、ぐっすり眠れるようになったのです。

第4章「超医食革命」を推奨する声（パート1）……92

推奨① パム・ポパー（自然療法博士）……93
自分のことを賢い人間だと思っていたのに、栄養に関しては全く無知だったことを知りました。
推奨② テリー・メイスン（医学博士）……99
肉食習慣というライフスタイルは、ペニスにも心臓にも悪影響を与えていたのです。
推奨③ コールドウェル・B・エセルスティン（医学博士）……103
そもそもこの病気は、かからなくてもいいはずのものなのです。
推奨④ T・コリン・キャンベル（栄養生化学博士）……109
科学と産業がいかに深く結びついているのかが、はっきり見えてきました。
推奨⑤ アロナ・プルデ（医学博士）＆マシュー・レダーマン（医学博士）夫妻……114
それまで行なっていた治療法は、ほとんど役に立ちませんでした。

第2部 「超医食革命」で、地球の生き物と共存できる社会に

推奨⑧ ニール・バーナード（医学博士）……186
私たちの体には、心臓病・肥満・糖尿病を自分で治す力が備わっているのです。
推奨⑨ ダグ・ライル（医学博士）……190
精製加工食品はアルコールや麻薬と同様に、快楽中枢を過剰に刺激します。
推奨⑩ リップ・エセルスティン（元消防士）……195
喫煙が生活の一部になっていた一九五〇年代の状況が一変したように、
やがて私たちの食生活も変わっていくでしょう。
参考文献／関連ウェブサイト……200

第4部 いつまでも、若く美しく健康であるために！
——特別寄稿 松田麻美子

第10章 「プラントベースでホールフードの食事」をすすめる理由……204
●「自然の法則」に準じた健康科学とは……204

第11章　肉食と牛乳の真実

カバー&本文デザイン 野村高志+KACHIDOKI

T・コリン・キャンベル博士、
コールドウェル・B・エセルスティン博士、
そして、「食物と健康の関係」を正しく理解することに
生涯を捧げられた、すべての研究者に本書を捧げる。

第1部

「医食」の現状を打破する、「超医食」の原則

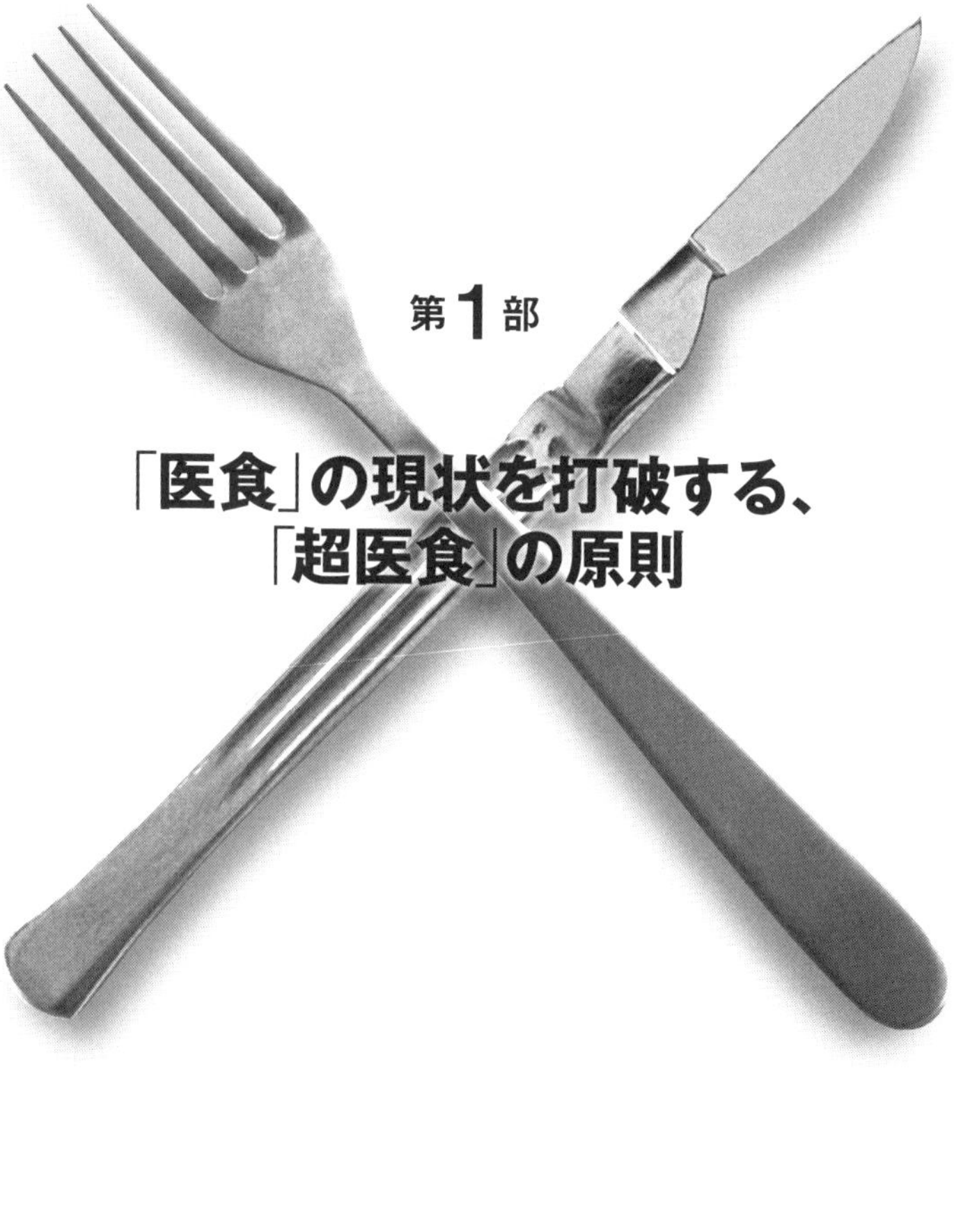

第1章「プラントベースでホールフード」の意味

●「食べ物の選択」から始まる、体にやさしい健全な社会

人は食べたものの四分の一で生きられる。残りの四分の三で医者が養われる。
――エジプトのことわざ

歴史に記録が残されている最古の昔から、私たち人間にとって、「健康」はいつでもどこでも何よりもまず気にかかることであり、最優先の研究対象とされてきました。というよりも、医療は文字による記録が始まる前から行なわれていました。

一九九一年にイタリア北部で見つかった五〇〇〇年前の人間のミイラから、先史時代の世界で知られていた医薬の知識は、かつて考えられていたよりもずっと豊富だったことがわかっています。

現在では「アイスマン・エッツィ」と呼ばれるこの人物（ミイラ）の持ち物の中にあったキノコは、体内の寄生虫を駆除する効果を持つことが明らかになりました。文明初期の人間が修得していた薬理学の証跡が目に見える形で初めて現われたのです。

さらに時代を遡ると、記録が残る最古の人間社会でも、呪術師《シャーマン》や治療師《ヒーラー》が、呪文や祈祷とともに樹木の枝葉や草木を用いて病気を治していました。歴史上の文明や社会は何らかの形で医薬の知識を備えていましたが、残念ながら今日では、そのほとんどすべてが失われてしまいました。

今日、例えばインターネットで「健康（health）」という単語で検索すれば、二〇億件ほどの結果が出てきます。健康への関心がこれほど高くなっていることは、おそらく歴史上でも、地球上のどこにあっても、かつてなかったほどでしょう。

健康に関する情報は、それ自体、現代文明特有の病気といってもよいくらいです。「健康」の文字は、コーンフレークの箱から街中の看板にまで、至る所に氾濫しています。健康情報は新聞雑誌で特集され、午後のバラエティー番組のテーマとなり、ゴールデンタイムのニュース番組では目玉としてとりあげられます。

健康法を伝授するという謳《うた》い文句で多額の定期購読料をとるニュースレターや、高額な代金を払って参加する会員限定のセミナーも無数にあります。健康本は軒並みベストセラーとなって、ほかのジャンルの本が入る余地もないくらいです。街中のドラッグストアからテレビ通販まで、健康関連商品が扱われていないところなどありません。

これだけ健康に関心が持たれていれば、たいていの人は健康を保っているだろうと思われるかもしれません。ところが、そうではないのです。たいていの人が病気を抱えている、といっていいのが現状なのです。

アメリカでは一分に一人が心臓病で死んでいます。ガンで死ぬ人は毎日一五〇〇人。この二つの病気による死者の数は合わせて毎年一〇〇万人以上になります。「米国疾病対策センター（ＣＤＣ）」の推定では、死因の七割は慢性病です。

四五～六四歳のアメリカ人のうち、三つないし、それ以上の慢性疾患にかかっている人の割合は、一九九六年に一三％だったものが、二〇〇五年には二二％に跳ね上がりました。全体として見ると、三つないし、それ以上の慢性疾患にかかっている人の数は、一九九六～二〇〇五年の間に全年齢のアメリカ人で八六％も増えています。過去一〇年間だけでも、糖尿病の発症率は九〇％も増えています。

それだけではありません。成人の三分の二は体重が標準より重いか、または肥満です。そして肥満児童の割合は過去三〇年間で倍増しました。糖尿病にかかっているアメリカ人の数は二四〇〇万人以上で、そのほとんどは、**食事が偏っていることが原因**です。

同じ原因がまた肥満をも生んでいます。さらにこの数字は今後増えこそすれ、減ることはありません。「糖尿病予備軍」の症状があるアメリカ人の数は五七〇〇万人と推定されています。

どういう食生活を送るかが健康に大きく影響することは、広く知られるようになってきました。食生活を左右する最大の要素は「栄養」です。ところが、それがわかっていながら、**「油と塩と砂糖の塊であるジャンクフード」や「動物性食品」を食べるという、健康には百害あって一利もない食生活を変える人はごくわずか**です。

また残念なことに、「食事と健康」が深い関係にあることをきちんと理解している医師も多くはありません。**医師になるための教育を受ける中では、栄養に関する課程を受ける必要がない**ためですが、おかげで医師たちは患者を治療するのにもっぱら薬と手術に頼ることになります。

別の角度から見てみましょう。既得権益を持つ食品産業と畜産農業の業界は、毎年莫大な経費を注ぎ込んで広報活動や市場開拓を行ない、「健康になりたければ食事を変えるのがいちばん」という考え方を押しつぶそうとしています。

製薬業界も「健康維持のためには食べ物を変えるよりも薬を飲むほうがよい」と主張して、一五八五人ものロビイストを雇い、これに費やす金額は毎年二億四〇〇〇万ドル（約二四〇億円）にものぼります。

けれども、健康の問題はもっとシンプルで、もっとわかりやすいものにできないものでしょうか。より健康になり、病気にならないようにするいちばん良い方法として、大量の薬を飲んだり、複雑な医療技術に頼ったりしないですむ方法はないのでしょうか。

もちろん、あります。**健康になるための原則とは、実はシンプルそのものです。「プラントベースでホールフードの食事」をすればいい**のです。映画『フォークス・

オーバー・ナイブズ』が描いているのは、まさにこのことです。全米の観客の心を突き動かしたのは、この単純きわまるメッセージなのです。

●映画『フォークス・オーバー・ナイブズ』の教え

プラントベースの食生活（植物《プラント》を常食にする）というのは、ごく簡単な話です。**顔があるもの、母親から生まれたものを原料とするものを食べない、**というだけのことです。言い換えると、「すべての肉類（魚も含みます）・乳製品・卵」を食べない、ということになります。

私たちが食べるべきものは、穀物・果物・野菜、そして豆類です。母なる自然が差し出してくれる最高の食べ物を食べるのです。一般にこうした食べ物は、肉をむさぼり食う人々にとっては単なる付け合わせにされてしまっていますが、実は何よりもおいしく、栄養も豊富な食事になるのです。

ヘルシーな「プラントベースの食生活」はまた、**自然なままの形（ホールフード）で食べる**ことでもあります。つまり、**精製された食品は避ける、**ということです。

精製された食品とは、オリーブオイルや白パン、白米などです。また、合成添加物の入った加工食品も避けてください。「プラントベースの食生活」とは、丸ごとの精製されていない植物《プラント》からできた食べ物を食べることです。

医師のジョン・A・マクドゥーガル博士（一八二ページ参照）は述べています。

「人間がものを食べるのにごく当たり前の食べ方があります。そのいちばん大切な原則はただひとつ、植物を食べることです」

そう考えているのはマクドゥーガル博士だけではありません。有名な思想家チャールズ・ダーウィンも「人類にとってまっとうな食べ物とは野菜のことだ」と言っています。

『フォークス・オーバー・ナイブズ』が教える、「プラントベースの食事」という「健康的な食習慣における原則」を次にあげていきます。

●丸ごと自然のままに、植物を食べること

植物ならどんな形でもいいというわけではありません。丸のままで、精製は最低限

にした果物、野菜、穀物、豆類を食べます。自然に生えている形に近ければ近いほどいいのです。自然なままの「プラントベース（植物由来）の食べ物」を食べれば、「バランスのとれたヘルシーな食事」として、必要な栄養は全部とることができます。

動物性食品からならたっぷり摂取できて、植物性食品からは摂取できない、というような栄養素はありません。唯一の例外はビタミンB12ですが、これについてはのちほどお話しします（五四ページ参照）。

つまり、ポテトチップス、プレッツェル、牛乳を使わないスイーツ、ダイエット・コークの類は、一応植物からできている食品ですが、「健康的な食習慣の原則」からははずれます。

きちんと考えて食事内容を組み立てれば、「プラントベースの食事」だけで、**必要な栄養は全部とれます。**カロリーもタンパク質もビタミンもミネラルも十分に摂取できます。加えて、**カロリー計算も分量制限なども必要ありません。**こんなに簡単な食生活はほかにありません。

●加工されすぎたものは食べないこと

加工されすぎたものというのは、例えば精白粉、精白米、精白糖、精油などの食品です。小麦粉、白米、砂糖、それにほとんどの油は植物由来です。しかし、これらの食品はもともと含まれていた栄養素が大部分除去されてしまったものです。

栄養学者の中にはオリーブオイルをすすめる人もいますが、**料理に使える液体**（注）はほかにいくらでもあるのに、この世で最も凝縮された形の脂肪をわざわざ使う必要はあるのでしょうか。

【注】水、野菜ジュース、スープストック、あるいは木の実や種子類ベースのドレッシングなどのこと。

オリーブはすばらしい食べ物ですが、オリーブオイルには問題があるのです。では、どこに問題があるのでしょうか。オイルは混じりけなしの脂肪です。オリーブオイルを例にとれば、オイルの製造業者は丸のままのオリーブを搾《しぼ》って、そのすぐれた部分（ヘルシーな繊維、ビタミン類、ミネラル）を化学的に抽出し、残ったものを商品化して提供します。この残ったものというのはいわばカロリーをぎゅっと固めたものです。オリーブオイルは一六オンス（約四八〇ミリリットル）で約四一〇〇キロカロリーあります。

●保存料や添加物は避けること

食品保存料や添加物を避ける理由は簡単です。「プラントベースの食べ物」は何も加えなくても、丸のまま食べればおいしく食べられるからです。わざわざ人工的なものを入れる必要などありません。

●乳製品はやめること

牛乳に含まれる主なタンパク質である**カゼイン**は、これまでに知られる限り、最も強力な発ガン物質のひとつである可能性が高いものです。より詳しくはコリン・キャンベル著『The China Study』（邦訳『葬られた「第二のマクガバン報告」』上巻　グスコー出版刊）をご覧ください。

乳製品は慢性病にかかるリスクを高めます。なかでも牛乳はガン、若い世代の糖尿病、多発性硬化症をはじめとする、多くの病気にかかるリスクを高めます。

栄養面からいって、人間は牛乳を飲む必要はありません。牛乳は子牛が一年で七〇ポンド（約三二キロ）から一〇〇〇ポンド（約四五四キロ）に成長するのに必要な栄養を供給できるようになっているからです。

また、牛乳にはカゾモルフィンが含まれています。これはモルヒネに似た依存性を引き起こす化合物で、子牛がきちんと乳を飲んで育つよう母牛から離れない役割を果たしています。カゾモルフィンは人間にとっても依存性を引き起こしますから、乳製品を断つことが難しくなることもあります。

●炭水化物の摂取を控えないこと

「ローカーボ（低炭水化物）ダイエット」というのを聞いたことがあるでしょう。炭水化物を減らしたダイエットが流行するようになって、もう何年にもなります。けれども、炭水化物を減らしたからといって、必ずしもヘルシーな食事をとっていることにはなりません。炭水化物は人体にとってむしろエネルギー源としては好ましいものです。炭水化物が豊富なものを食べることは、体にとって重要なことなのです。

もうひとつ大切なことがあります。**どんな形で炭水化物をとるか、**ということです。マンゴーもブロッコリーもスイーツも、どれにも炭水化物がたくさん含まれています。ですが、スイーツよりもマンゴーやブロッコリーのほうがずっと好ましいことはすぐにおわかりでしょう。

精白粉と精白糖からできているケーキやクッキーを食べると、血糖値が急速に上がり、それに伴ってインスリン反応が起き、体重が増えます（注）。

【注】インスリン反応が活発になると、エネルギー源として利用されない余った糖は、インスリンの働きで中性脂肪として脂肪細胞の中に蓄えられてしまうため。

果物、全粒穀物、野菜といった**丸ごとのプラントフードを食べるということは、炭水化物をたっぷりとる食生活**なのです。おまけに、こうした食べ物は繊維も豊富です。繊維質のものを食べると満腹感を感じるようになります。繊維質が豊富な食べ物

【図2a】初期ガン細胞と乳タンパク質の関係①

カゼイン投与量を変えた「集団比較」

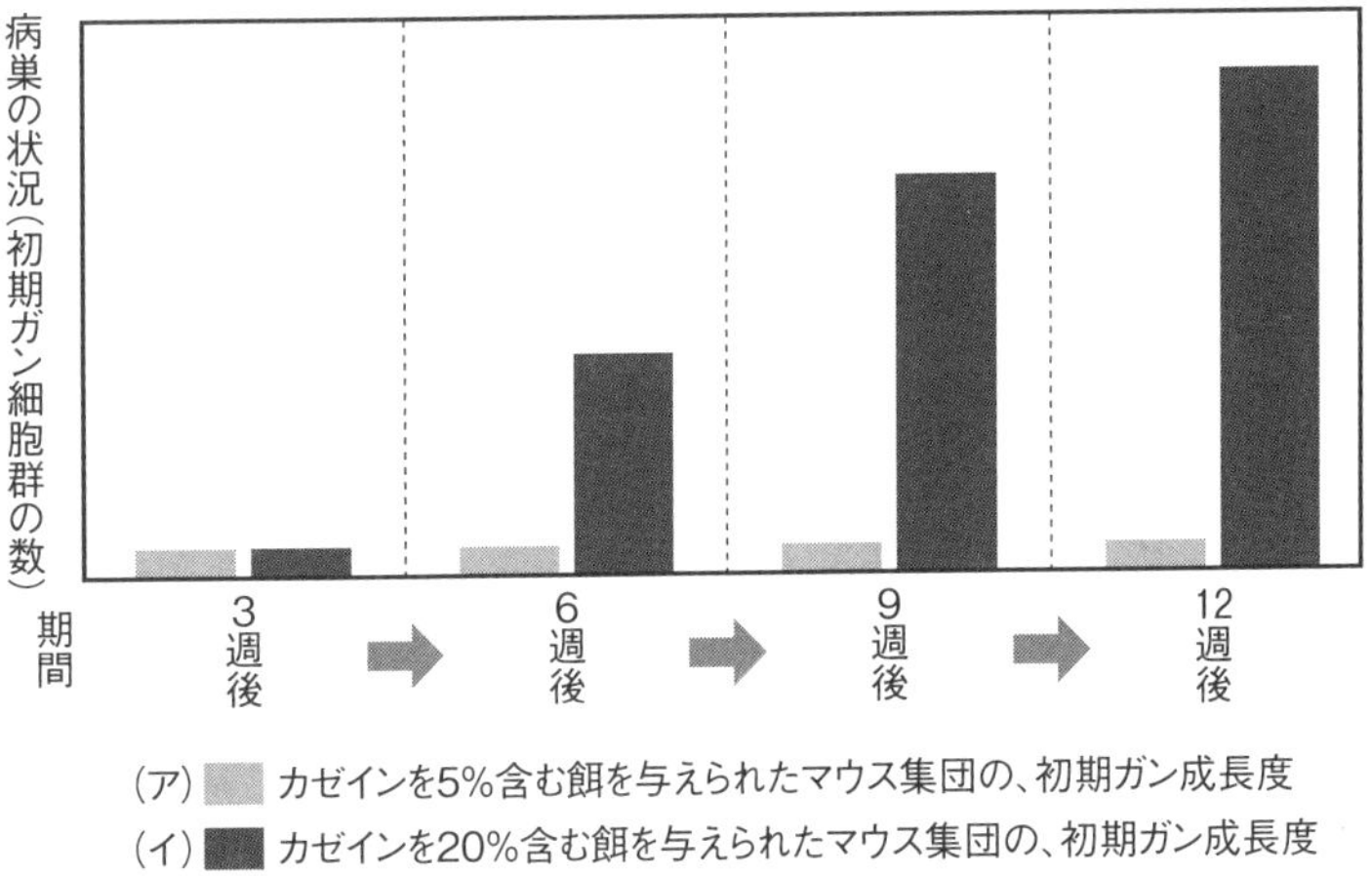

乳製品についての理論を検証するため、キャンベル博士は2つのマウスの集団にカゼインの量を違えた食事を与えました。カゼインは乳製品の主要タンパク質です。12週間経過後、カゼインが20%含まれた餌を与えられていたマウス集団(イ)は初期ガン細胞群の成長度が大きく増しましたが、一方カゼインが5%含まれる餌を食べていたマウス集団(ア)ではガンの徴候は全く見られませんでした。

【図2b】初期ガン細胞と乳タンパク質の関係②

乳タンパク質投与量を変えた「期間比較」

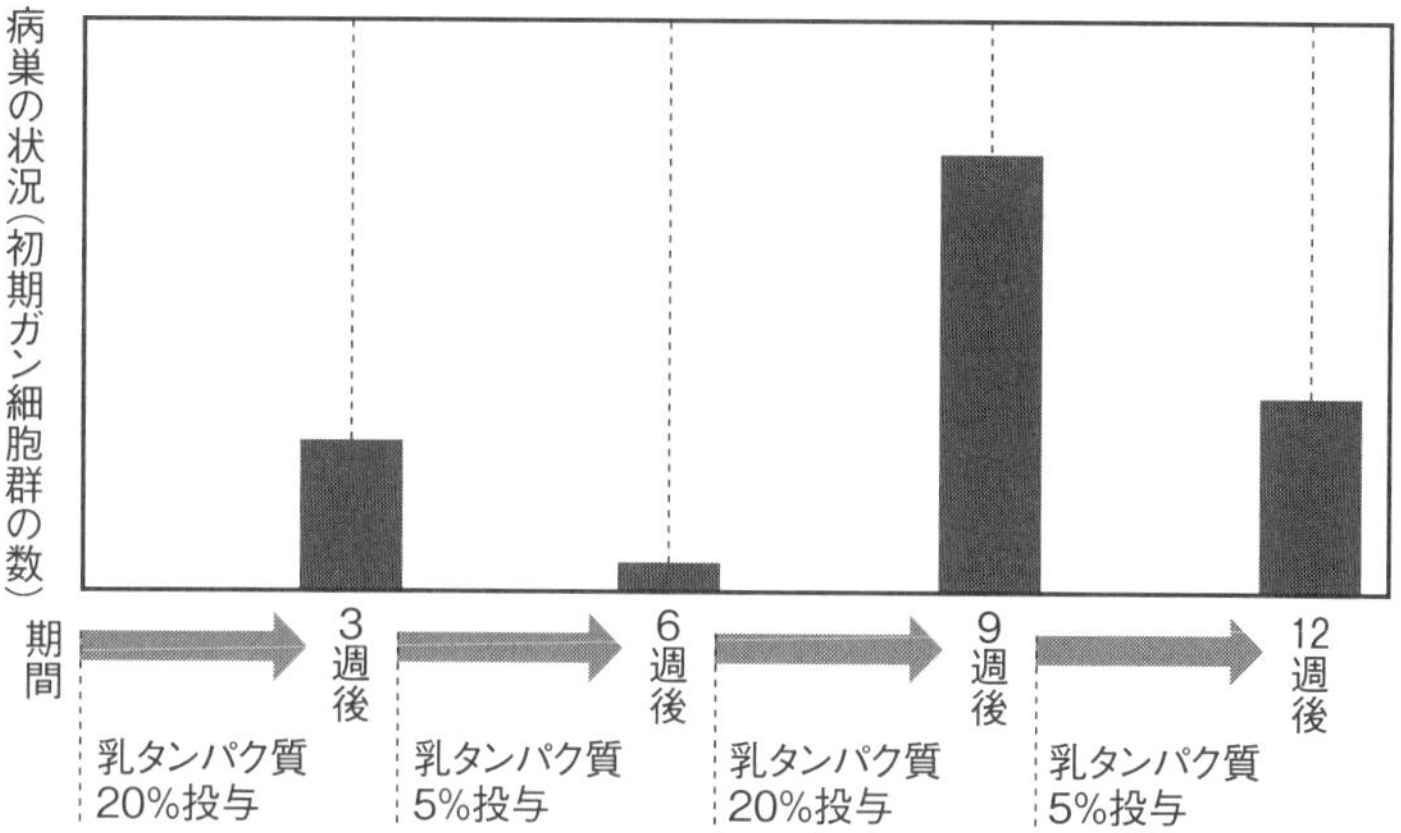

次にキャンベル博士は、同一マウス集団に対して一定期間ごとに餌を替えて試みました。乳タンパク質が5%含まれた餌と20%含まれた餌を、各3週間ずつ交互に与えてみたのです。タンパク質20%の餌を与えられた際には、たちまち初期肝臓ガンが急増しましたが、5%ではガンの成長度は激減していきました。映画『フォークス・オーバー・ナイブズ』の中で、博士は語っています。「ガン細胞増殖のスイッチを入れたり切ったりできることがわかりました。乳タンパク質摂取量を変えるだけでいいのです」

は、全体として必ずといっていいほど、摂取するカロリーを減らしてくれます。結果的にダイエットの役にも立つわけです。

●タンパク質不足ではないか、と心配しないこと

「プラントベースの食習慣」にまつわる誤解としていちばん広く知られているのは、「プラントフード」では十分なタンパク質がとれない、というものです。これは根拠のない全くの誤りです。

プラントフードにはタンパク質が豊富に含まれていますから、「プラントベースでホールフードの食事」をすれば、適切な量のタンパク質は十分摂取できます。この数字は、ほとんどの人にとって必要とされる量を超えています。

覚えておいて損のない原則がひとつあります。それは、「カロリーは十分とれて、タンパク質は十分にとれないような食事」を作ることなどできない、ということです。大多数のアメリカ人は「タンパク質不足による栄養失調」を表わす用語すら知り

ません（"kwashiorkor《クワシオルコル》"と言います）。

●オメガ3系脂肪酸について知ること

「必須脂肪酸」は体内で作ることのできない脂肪酸です。つまり、食べ物からとらなければならない脂肪酸で、これにはオメガ3系とオメガ6系の二つの種類があります。人類は昔からこの二つの脂肪酸を、一対一から一対四の割合で摂取してきました。近年、動物性食品や加工食品に含まれる**多価不飽和植物油**（注）の摂取量が増えたため、今ではこの割合は一対二五から一対三〇になっています。

【注】炭素どうしが二本の腕で結び合う二重結合（不飽和結合）を二つ以上持つ脂肪酸で構成された植物油（オメガ3系脂肪酸とオメガ6系脂肪酸の二種類がある）。ここではオメガ6系の脂肪酸を、オメガ3系の脂肪酸よりも圧倒的に多く含む植物油を指している。グレープシードオイル、サフラワー（紅花）油、ヒマワリ油、コーン油、大豆油、ゴマ油などがある。

このアンバランスを正すために、魚油から作られるオメガ3系のサプリメントをとることや、魚をたくさん食べることをすすめる医療専門家が増えています。ですが、サプリメントには副作用がありますし、魚油も選択肢として優れているわけではありません。

コレステロールや飽和脂肪酸が含まれますし、水銀をはじめとする有害物質が含まれていることも少なくありません。また、魚を食べることには環境面でマイナスになる傾向もあります（第六章参照）。

最も良い方法は、きちんと考えられた「プラントベースの食生活」を始めることです。そうすればオメガ6系脂肪酸の摂取量が減りますから、オメガ3系脂肪酸の摂取量を増やす必要もありません。

●ビタミンB12について知ること

ビタミンB12はとても大事なビタミンです。脳や神経網が適切に活動するのになくてはなりません。ほとんどの人は肉をはじめ、動物性食品を食べることでビタミンB

12を摂取しています。

ただし、B12はもともと肉に含まれているわけではありません。B12を作っているのは、植物が生えている土の中にいるバクテリアです。この土壌で育った植物を動物が食べているわけです。

土にはビタミンB12が豊富に含まれています。「プラントベースの食事」をしている人々は、かつては必要なビタミンB12のほとんどを、いつも土から得てきました。つまり、B12が豊富な土壌で育った野菜に付着している土に気づかずに一緒に食べてしまうことで、B12をとり込んでいたのです。

しかし衛生観念が発達した今日では、食べ物をあまりにきれいに洗いすぎてしまう傾向があるため、私たちの口に入るときには、この土は消えてしまっています。

人間が必要とするビタミンB12の量はごくわずかです。毎日の摂取量として推奨されているのは、〇・四〜二・八マイクログラムです。人間の体は成人で二〜五ミリグラムのB12を貯蔵することができます。これは毎日必要な量の一〇〇〇倍に相当します。しかも、この蓄えで数年はもつのです。

では、「プラントベースの食生活」を続けていくうえで、ビタミンB12が不足しないようにするにはどうすればいいのでしょうか。万一のときのために、サプリメントをとりましょう。適切な摂取量については、正規の資格を持つ専門家と相談してください（注）。

【注】日本では「プラントベースでホールフードの食事」に関する栄養学に精通している専門家がまだほとんどいないため、当面は日本ナチュラル・ハイジーン普及協会発行の私家版『ナチュラル・ハイジーン「Q＆A」ブック①』を参考にされてください。

第2章　ほとんどの病気は食事が原因で起きる

ガンや**冠動脈疾患**（注）のような病気にかかると、たいていの場合「運が悪かった」とか、「遺伝子が原因」などとみなされます。こういう病気に関して、たいていの医療専門家は「治す手立てがない」と言います。**今の薬や手術で対処できるのは症状だけ**だからです。

【注】心臓をとりまく冠動脈の内壁に徐々に沈着したコレステロール（脂肪）などによって、冠動脈が狭窄《きょうさく》・閉塞し、該当する心筋が虚血状態に陥る疾患。狭窄は狭心症を、閉塞は心筋梗塞を引き起こす。

ところが実際には、**心臓病や脳梗塞や糖尿病は食料品店やキッチンで少し気を利かせることによって防げる**のです。そうして防げる病気はたくさんあります。病気の進行を食い止めたり、改善できることも少なくありません。

ここでは「命に関わる病気と食事との関係」のいちばん大事なところを短く述べていきます。もっと詳しく知りたい場合には、「参考文献」（二〇〇ページ）をご覧ください。

●心臓病は動脈にできるプラークが原因

「心臓病」という呼び方は、誤解を招きやすいものです。まるであなたの心臓の筋肉がインフルエンザにかかるか、風邪をひくかするような印象を与えます。心臓病はインフルエンザや風邪のように、たまたま「かかる」ものだ、というわけです。

たいていの人は心臓病の原因を遺伝のようなもの（生活習慣とは関係のないもの）から生じる高血圧やコレステロールの数値が高いことに求めます。

「祖父母も高血圧だったんです。これは遺伝なので自分ではどうしようもないことだから、薬を飲むしかありません」

確かに遺伝もひと役買っている可能性はありますが、おじいさんおばあさんが高血圧だったのは、食事が良くなかったからということもありうるのです。

ここに背筋が寒くなるようなデータがあります。「国立心肺血液研究所」は、一〇年間に及ぶ「心臓血管の健康に関する研究」からわかったことを公表しています。

それによると、**肉中心の伝統的な欧米型の食事で育った場合、男性で六五歳以上、女性で七〇歳以上の人は、全員が何らかの形で心臓病をわずらっている、**というのです。

心臓血管疾患の原因は、ほとんどが**プラーク**（注）にあります。プラークはぬるぬるした脂肪の塊で、全身の動脈中にできます。健康な動脈は強靭で柔軟で、内皮というテフロンに似たなめらかな物質で内部がコーティングされています。

【注】血管の内側に付着する脂肪・コレステロール・カルシウムなどの塊のこと。血管を狭くし、動脈を硬くして血流を妨げる。心臓の筋肉への酸素供給を減少させ、プラークが破れて血栓ができると心筋梗塞となる。

脂肪とコレステロールを長い間摂取し続けると、内皮細胞はべとついた状態になり、プラークが溜まり始めます。生命の維持に欠かせない酸素や栄養素を全身に運ぶのが動脈ですが、プラークはこの動脈を狭くします。その結果、血圧が高くなり、動脈が塞がれることで、心停止が起こります。

プラークはまた、破裂して内部の毒素を血液中にばらまくこともあります。これに血小板が反応して血液を凝固させることで被害を食い止めようとします。その結果、血管が詰まり、心臓の筋肉が酸素不足に陥ります。心臓発作はこうして起きます。「突然死」することもあります。

現在ではニトログリセリンのような薬品を使えば、動脈を化学的に膨らませて、心臓の筋肉に供給される血液の量を増やすことはできます。けれども、これは本当に危険な症状が出たときだけに有効な手段です。

動脈が膨らんでも、プラークが溜まる場所が増えるだけです。たとえていえば、それは空気洩れのタイヤをつけたまま、毎日車で通勤しているようなものです。毎朝タイヤに空気を入れるのもいいでしょうけれど、洩れているところを塞ぐほうがずっと早いわけです。塞がなければ洩れはだんだんひどくなり、ついにはある日、高速で走っている最中に破裂することになります。

人間の体も同じです。体内で洩れているタイヤはどうすれば塞ぐことができるでしょうか。血液中に危険なプラークが溜まるのを、どうすれば防ぐことができるでしょうか。答えは簡単です。**動物性食品を食べないこと**です。

動物から作られる食品には脂肪とコレステロールがたくさん含まれていますから、私たちの体は脂肪とコレステロールという心臓病の元凶の中にマリネ料理のように漬け込まれて、血管はどんどん狭くなっていき、心臓病を引き起こすことになります。

毛細血管まで含めると、全身の動脈の長さは六万マイル（約九万六〇〇〇キロ）にもなります。動物性の食品はそこにプラークを作りますから、生命維持に欠かせない血液は自由に流れることができなくなります。

これに対して「プラントベースの食品」はプラークが溜まるのに手を貸すことはありません。むしろ、動脈をより健康にする栄養素を含んでいて、心臓病の症状を改善するために働いてくれます。

なぜでしょうか。まず何よりも、ヘルシーな「プラントベースの食生活」を続けると、脂肪とコレステロールの摂取量を、最小限に抑えられるからです。脂肪とコレステロールは、動脈を塞ぐプラークの主成分なのです。

食事をするたびに、プラークを形成するこの危険な要素（脂肪とコレステロール）で動脈をあふれさせるようなことがありませんから、体にもともと備わっている治癒機能が働いてすでに溜まっているプラークを安定させますし、コレステロールが減って、血液が流れる通路を自然にゆるめます。

このことを示すデータは、前述のT・コリン・キャンベル博士の著書『The China Study』（邦訳『葬られた「第二のマクガバン報告」』）にも掲載されています（上巻第四章、中巻第五章参照）。これは中国の農村一三〇か所・住民六五〇〇人の食生活と健康を三五年にわたって調査したものです。

それによると、**アメリカ人男性が心臓病で死ぬリスクは中国農村部の男性の一七倍**という結論が出ています。プラントベースの食生活で暮らす、中国のごく一般的なある地域では、一〇万人以上いる中で、心臓病で死んだ人はただの一人もいなかったのです。

平均的なアメリカ人の総コレステロール値が二〇〇を優に超えているのに対し、この調査の対象となった人々のレベルは、下は八一から最高でも一三五という数値でした。

「植物を丸のまま食べる生活を続ければ、慢性の病気は最小限に抑えることができ、症状の改善さえ可能である」というのがキャンベル博士の結論です。

まだほかにもデータはあります。全米屈指の外科医として知られるコールドウェル・B・エセルスティン博士が、クリーブランド・クリニックで二〇年にわたって調べたところによれば、「プラントベースでオイルフリー（油なし）の食生活」を続ければ、心臓病を防げるだけでなく、治すことも可能なのです。

この調査研究は『Prevent and Reverse Heart Disease』（邦訳『心臓病は食生活で治す』角川学芸出版刊）という本になっています。

エセルスティン博士は次のように述べています。

「動脈の内皮細胞、つまり血管の内張りが傷つけられない限り、プラークは蓄積されません。**肉、乳製品、魚、鶏肉を食べるたびに内皮細胞は傷つきます。**このことはいくら強調しても、強調しすぎることはありません」

●脳梗塞は脳への血管に溜まったプラークが原因

プラークが溜まるのは心臓に血液を供給する血管だけではありません。脳につながっている血管にも溜まります。この血管がたとえ一瞬でも詰まると、脳は欠かすことのできない酸素を得ることができず、そのためにこうむる損傷は回復することができません。毎年アメリカで脳卒中にかかる人は七〇万人（注・八七％が脳梗塞、一三％が脳出血）、そのうち四分の一以上の人がこの病気で命を落としています。

「プラントベースでホールフードの食事」は脳梗塞のリスクを大きく減らすことがわかっています。「国立心肺血液研究所」が五〇年かけて行なった **「フラミンガム心臓研究」**（注）の驚くべき結果が示すところでは、毎日フルーツと野菜をあわせて三皿余計に食べると、脳梗塞のリスクは二二％減ります。

【注】国立心肺血液研究所、ボストン大学、およびその他の大学の協力者らによって一九四九年以来行なわれている心臓病研究。マサチューセッツ州フラミンガムの住民たち数世代からの医療データを集め、分析している。

【表1】アメリカ人の主な死亡原因（年間）

病名	死者数
心臓病	616,067人
ガン	562,875人
脳卒中（脳血管疾患）	135,952人
慢性呼吸器疾患	127,924人
事故（故意ではない損傷）	123,706人
アルツハイマー病	74,632人
糖尿病	71,382人
インフルエンザおよび肺炎	52,717人
腎炎、ネフローゼ症候群	46,448人
敗血症	34,828人

（以上、2007年のアメリカにおける死因のトップ10）

「心臓病、ガン、糖尿病、脳卒中、アルツハイマー病は栄養摂取に関係がある」ということを示すデータは多数あります。したがって、2007年のアメリカにおける第一の死因は、「正しい栄養素の不足である」と言うことができます。

●ガンに対抗できるのはプラントベース食品

アメリカ人の死因で心臓病に次ぐのがガンです。約三人に一人が一生のうちのどこかでガンを発症しています。体内でガンが進行していても何年も全く気づかないことがあります。また、手術や薬に多額の金を注ぎ込んでも、死に至るケースが数多くあります。

あなたの体内でガンはどうやってできるのでしょうか。

正常な細胞は寿命がある限り分裂を繰り返します。その過程で細胞末端部の**テロメア**（注）が次第に短くなり、ついには細胞分裂ができなくなります。すると間もなくその細胞は死んでいきます。

【注】染色体の末端に位置する特殊なＤＮＡの配列。ちょうど靴ひもの先端にあるプラスティックカバーのように、細胞の染色体末端部を覆っていて、染色体の正しい細胞分裂や、擦り切れた細胞の修復のために必要な遺伝子情報を保護している物質。

ところが、この段階で細胞が突然変異することがあります。そこがガン発症の土台になります。突然変異した細胞は正常細胞よりもずっと速く分裂することが多く、腫瘍を形成し、さらには体内のほかの部分に転移します。

なかには、遺伝的にガンにかかりやすい人もいますが、**ガンができるかどうかは、遺伝より「食事と生活習慣」のほうがずっと大きな作用を及ぼしています。**食品の中には動物性タンパク質のようにガンを強力に促進するものがあります。**乳製品はとりわけガンのリスクを高めます。**

というのは、乳製品を摂取すると「IGF‐1（インスリン様成長因子1）」と呼ばれるホルモンの分泌が増えるからです。「IGF‐1」のレベルが高くなると、女性ではエストロゲン、男性ではテストステロンのレベルが高くなります。乳ガンや前立腺ガンはほとんどがこの二つのホルモンのレベルが異常に高いことが原因です。

これに対して、プラントベースの食品にはガンと闘える抗酸化物質のような栄養が豊富です。植物性食品をとることで、体は突然変異した細胞を修復し、あるいは細胞を自死（アポトーシス）に追い込むなどして、ガンが大きくなるリスクを減らすことができます。

●糖尿病対策は、プラントベース食品で細胞から脂肪を排出すること

糖尿病の九〇～九五％を占める「2型糖尿病」として報告されている症例は、おそろしいほどの勢いで増えています。「米国疾病対策センター（CDC）」によると、二〇一一年現在、全米の糖尿病患者数は二五八〇万人です。

これに加えて七九〇〇万人の糖尿病予備軍がいます。増加率がこれほど高いのは、子供の糖尿病患者が増えていることが大きな原因です。「2型糖尿病」を新たに発症する四五％が若い世代で占められています。

その結果、かつては「成人型糖尿病」と呼ばれていた病気は、今では単純に「2型糖尿病」と呼ばれるようになりました。今日、二〇歳以下のアメリカ人のうち、約一八万六三〇〇人が「2型糖尿病」をわずらっており、一二～一九歳の若い世代に二〇〇万人の糖尿病予備軍がいます。この病気の治療にかかる費用は毎年八〇億ドル（約八〇〇〇億円）ずつ増えています。

一般的に糖尿病の原因は糖分のとりすぎといわれていますが、これは事実ではありません。ニール・バーナード博士（一八六ページ参照）が説明するように、「2型糖

尿病」になっても血糖値を下げる役割を果たすインスリンの分泌がなくなるわけではありません。

むしろ、細胞のインスリンへの抵抗性が高くなるのです。インスリンの作用に細胞が抵抗するため、グルコースは細胞に入ることができず、血液中に留まります。そしてそのために深刻な合併症が起きるのです。なお、インスリンはグルコースを細胞に案内してエネルギーとして使えるようにするホルモンです。

なぜ細胞のインスリンへの抵抗性が高くなるのでしょうか。それは細胞が脂質、つまり脂肪で詰まってしまうからです。脂肪分の少ない、「プラントベースの食事」に切り替えると、細胞は溜め込んだ余分な脂肪を排出するようになります。

そうすることでインスリンが正常に機能できるようになります。つまり、インスリンへの抵抗性を改善するには、脂肪分の少ない「プラントベースの食事」をすればいいのです。ヘルシーで炭水化物の多い食品を食べている国の住民は、糖尿病の割合が世界でも最も低い人々です（注）。

【注】日本人の場合、遺伝的に欧米人には稀な遺伝子配列をしているため、「インスリン分泌能力の低下が、『2型糖尿病』の大きな要因である」という指摘もあ

る。しかし、たとえインスリン分泌能力が低下しても、インスリン抵抗を引き起こす欧米型の高脂肪・高コレステロールの食事をしない限り、インスリン抵抗が起こらないため、「2型糖尿病」は発症しない。

ただし、日本でも食の欧米化が進むとともに、この病気が激増している。高脂肪・高コレステロールの食事によって引き起こされるインスリン抵抗は、能力以上にインスリン分泌を余儀なくされる膵臓を疲れ果てさせ、遺伝的に「インスリン分泌能力」の低い膵臓の能力を、さらに低下させてしまう。

バーナード博士が自ら行なった糖尿病の食事介入研究は、この食事は効果があることを立証しています。

「低脂肪のプラントベースの食事」を指導された患者たちは、肉や乳製品の摂取が許される従来型の糖尿病管理食を続けた患者たちよりも、糖尿病の状態が大きく改善されたのです。

●アルツハイマー病の発症リスクをぐんと下げるプラントベース食品

ガンほどは注目されていませんが、アルツハイマー病はほかのどんなものよりもおそろしい病気になることがあります。アルツハイマー病のほとんどの患者は当初は全くと言っていいほど、これといった症状を自覚しません。しかし病気が進むと、ゆっくりとではありますが、本格的な認知症の症状を示すようになります。

アルツハイマー病は患者だけが苦しむわけではありません。この病気は長い期間続くので、患者の世話をする家族にとっても大変な苦しみと負担になります。ですから何よりもまずは、予防することが重要になるのです。

アルツハイマー病もまた心臓の血管が健康でなくなったことの証です。四〇代でコレステロール値が高いと、健全な数値との差が小さい場合でも、のちにアルツハイマー病を発症するリスクがぐんと高まる、という研究結果も出ています。

コレステロール値が二〇〇〜二三九の人では認知症発症リスクが五二％増加し、二四〇以上の人では六六％増加する、という研究結果もあります。

アルツハイマー病の治療法はまだ見つかっていません。しかし、「プラントベースの食事」をとることに予防効果があるというのは、さまざまな研究に共通する結論です。

例えば、二〇〇〇年七月の「世界アルツハイマー病会議」において、一九九三から一九九九年にかけて行なわれた調査研究の結果が発表されました。五五歳以上の五三九五人について調べたものです。

報告書の結論は次のとおりです。

——認知症の症状を全く示していなかった人は、調査対象の中でアルツハイマー病を発症した人よりも、平均してより多くのベータカロテン、ビタミンC、ビタミンE、それに野菜を摂取していた。

●EDの予防は副作用の全くないプラントベース食品で

残念なことに、ED（勃起不全）に悩む男性の数は年々増えており、また発症年齢もどんどん若くなっています。製薬会社はこの病気のおかげで大儲けしています。バイアグラの錠剤は一粒一五ドル（約一五〇〇円）、一週間に二回服用すると一年で一五〇〇ドル（約一五万円）にもなります。

しかも売れに売れているこの薬のジェネリック製品（注・先発医薬品の特許満了後に製造される、安価な医薬品）はまだありません。

こんなに高価なものにもかかわらず、こうした薬が誰にでも必ず効果があるというわけではないのです。薬を飲んでいる男性の約半数が「効果がない」と報告しています。

しかも、副作用があります。胃腸障碍《しょうがい》、膀胱痛、血尿、めまい、下痢、そして排尿時の痛みなどです。

ＥＤは心臓血管疾病の最初の症状であることも少なくありません。医師のテリー・メイスン博士（九九ページ参照）は勃起不全を**「炭鉱のカナリア」**（注）だと表現しています。血管障碍があることを知らせているからです。メイスン博士は述べています。

「血管障碍がどこかにあれば、症状は全身に出てきます」

【注】地下の坑道にカナリアを入れた鳥籠を持って入ると、酸素が薄くなったり有害ガスが放出されたとき、カナリアは人より先に異変を察知してさえずりをやめ

るなどの異常行動によって炭鉱作業員に警報を発してくれることから、「いち早く異変を知らせる先駆的存在」の意。

「プラントベースの食事」はバイアグラやその類似品よりもずっと安上がりなだけではありません。EDを完治してくれますし、しかも副作用は全くありません。たっぷり食べて、しかもそのおかげで人生をより楽しめるのですから、こんな良いことずくめなことはないではありませんか。

ここにあげたもののほかにも、食事が原因となっている病気はたくさんあります。最後にもうひとつ、付け加えておきましょう。それは**肥満**です。アメリカで何よりも目を引く病気であり、そして何よりも危険な流行病です。

ウエストが膨らんできたら、それは死亡原因で多い四つの病気（心臓病、脳梗塞、糖尿病、ガン）を引き起こす大きな要素となります。肥満の原因である不健康な食事によって、血流中にプラークが増えます。プラークは心臓病や脳梗塞を引き起こす要因です。

「国立ガン研究所（ＮＣＩ）」は、「さまざまなガン、とりわけ大腸ガン、乳ガン、子宮ガン、腎臓ガン、食道ガンの直接の原因は肥満にある」としています。

今日の一般的な変性疾患の治療法を検証してみると、現代医学は前世紀と比べてほとんど進歩していません。完全に防ぐことができる病気で、毎年毎年、何百万人もの人が亡くなっています。心臓病とガンだけをとってみても、これで亡くなるアメリカ人は毎年一〇〇万人にのぼります。

実際にはこうした病気はただ「プラントベースの食事」というシンプルなライフスタイルに変えるだけで防ぐこともできますし、治すことも可能なのです。

食事が原因となる病気がこれほどたくさんあるとなれば、健康と治癒のためには、食べ物（つまりフォーク）に頼るほうが、手術（つまり医師のナイフ）に頼るよりもずっと賢い選択ということになります。

簡単に言えば、「フォークはナイフに勝る（Forks Over Knives）」ということなのです。

第3章「超医食革命」、驚きの症例

映画『フォークス・オーバー・ナイブズ』ではさまざまな人生が語られています。なかには長年、病気に苦しんだ末、「プラントベースでホールフードの生活」に変えたことで命を救われた人たちもいます。ここでは、劇的に改善に向かった人たちの中から三組の症例をご紹介します。

Anthony and Evelyn

症例1

アンソニーとエブリンの場合

——一時しのぎのバイパス手術では治らなかった心臓病が、エセルスティン博士との出逢いで改善したのです。

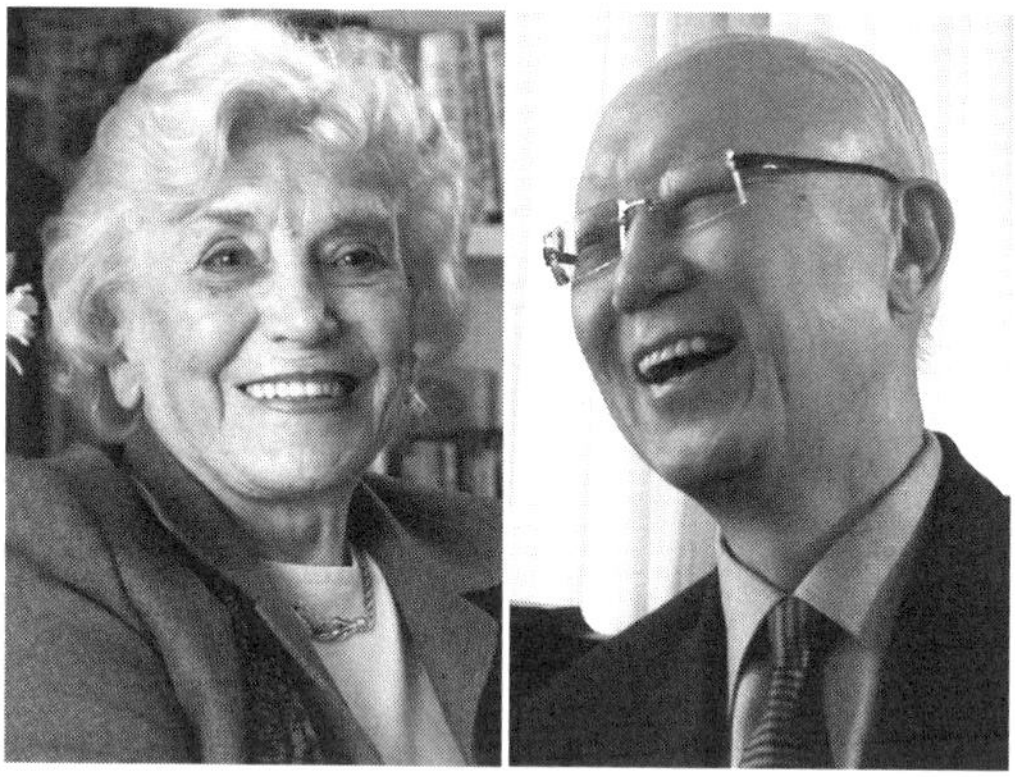

アンソニー・イェン（写真右）とエブリン・オズウィック（写真左）のケースもその一例です。アンソニーもエブリンも、心臓冠動脈をめぐる病気で何度も死にかけました。心臓発作を起こしましたし、バイパス手術も受けました。

おまけに長年、執拗な胸の痛みにも苦しんでいました。二人とも食べるものについてはほとんど気にかけずに過ごしていましたし、最善の治療を受けてはきたものの、どれも一時的な緩和効果しかありませんでした。

エブリンは二度目の心臓発作のあと、当時かかっていた心臓専門医と交わした会話を忘れることができません。（以下、ゴシック文字は当人のコメント）

私は尋ねました。「つまりロッキング・チェア（揺り椅子）を買って、ただそこに座って体を揺すりながら、死が訪れるときを待ちなさい、っていうことですか」って。そしたら担当医は私を見すえて答えました――そうです、そのとおりです。

アンソニーの場合、人口統計からすると、若い頃は心臓病にかからないですむ確率がとても大きいはずでした。七〇年以上も前に中国で生まれたアンソニーは、本人が「典型的な中華料理」と呼ぶ食事で育ちました。

一家の食事は野菜、米、スープが中心で、肉はわずかに味付けや彩りとして使われる程度です。アメリカのように、メイン・ディッシュとして肉が食事の大きなウエイトを占めることはありませんでした。

ところが青年になってアメリカに移住し、実業家として成功するようになると、今度は典型的な欧米型の食事をし始めました。自然に近いプラントベースの食生活ではなく、ハンバーガーやチーズバーガー、ピザなどが多くなりました。

時を置かずアンソニーの体重は増え始め、その後もずっと増え続けました。仕事上の付き合いで接待する機会も増え、牡蠣《かき》、ローストビーフ、ステーキ、エビなどをメインにした手の込んだ食事を、数えきれないくらい繰り返し食べることになりました。

こうした贅沢が重なって狭心症を起こし、医者のもとへ駆け込むことになります。心電図がとられ、血管造影図がとられ、深刻な動脈狭窄という診断が下り、心臓手術で五本のバイパスが通されました。五五歳のときのことです。

手術してから一週間後、胸がさらに痛くなるという事態を招きました。幸運にも担当の心臓専門医はアンソニーをエセルスティン博士に紹介してくれました。エセルスティン博士はアンソニーの食生活を「プラントベースでホールフードの食事」に変えるよう指導しました。

七〇代のエブリンも、ドーナツ、スイーツ、チョコレート、濃いソースが大好きでした。自分の心臓の具合が悪いことに初めて気がついたのは、いつものようにスポーツジムでルームサイクルをこいでいて心臓発作が起きたときでした。間もなく三本のバイパス手術を受けることになりました。

手術前には全く症状がなかったエブリンは、手術のあと、さらに五年間、心臓を傷つけるような食事をなんとか続けることができました。そこで二度目の発作が起きたのです。このときはバイパス手術をすすめられませんでした。そのかわり冒頭のように、この世での残り少ない日々を、じっと動かずに過ごすように、と医師から宣告されたのです。

アンソニー同様エブリンが幸運だったのは、担当の医師が、ふと思いついたように「エセルスティンという医者が、心臓病患者のための新たな食事療法を始めているので、試してみてはどうか」とすすめてくれたことでした。

エブリンとエセルスティン博士との最初の面談は短いものでした。博士から「食べて良いものと食べてはいけないもの」を説明されると、エブリンは即座に答えました。「そんなものしか食べられないのなら、私は死んだほうがマシです」

「そうお考えなら、それはそれでかまいませんよ」

博士は言いました。

けれどもすぐにエブリンは思い直します。本音を言えば、やはり死にたくはなかったのです。


アンソニーとエブリンはともにエセルスティン博士のもとで治療を続けました。博士はこの二人の患者のためにたっぷりと時間をかけ、なぜこうした食事をすることになるのかを説明してくれました。そればかりか、博士は、二人が自分の人生や病歴について話している間、辛抱づよく何時間も耳を傾けました。

エセルスティン博士の患者のうち大多数の人々は、心臓病の症状が改善しています。アンソニーとエブリンもその例に漏れません。それどころか、二人は以前かかっていた心臓専門医が予告した寿命よりもずっと長く生きているのです。

さらには、エセルスティン博士が心臓病患者の「保証期間」と戯れに呼んでいる基準値、二五年間または通算歩行可能距離二万五〇〇〇マイル（約四万キロ）を超えています。それよりも何よりも大事なのは、エブリンもアンソニーも、友人や家族に囲まれ、やりがいのある仕事を持って、毎日元気に生き生きと暮らしているという事実です。

二人は笑顔で語ります。

一時しのぎのバイパス手術では決して治らなかった心臓病が、エセルスティン博士との出逢いのおかげで改善できたのです。

San'Dera

症例2

サンデラ・プルードの場合

――「神様、なんとかして助けてください」食事を変えることで、願いはかないました。

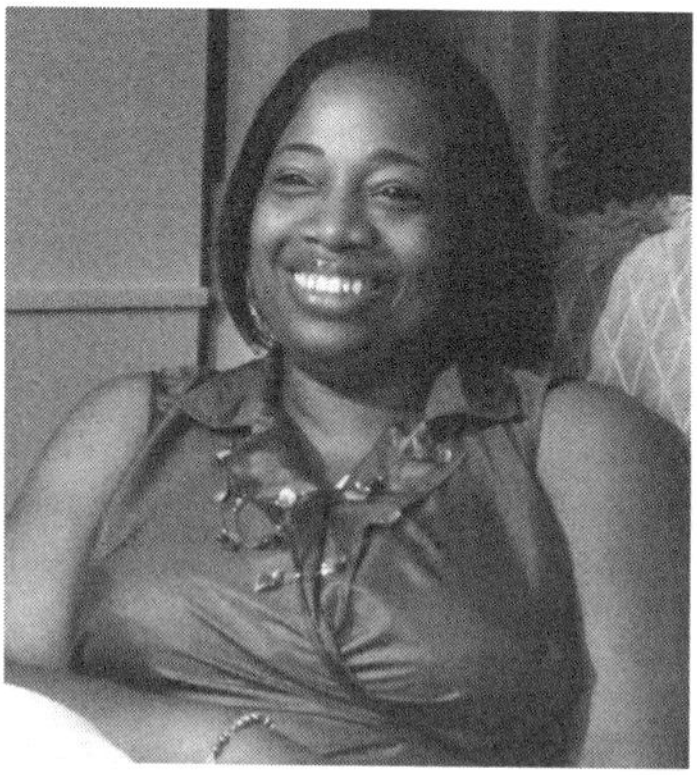

サンデラ・プルード（写真）はオハイオ州クリーブランドにある病院の女性事務員です。サンデラは三〇代後半にさまざまな症状に悩まされるようになりました。寒け、発汗、めまい、震えといった症状です。映画撮影時には、彼女はまだ結婚前だったので、サンデラ・ネイションという名前で登場しています。

数か月の間がまんしていましたが、とうとう医者に診てもらうことにしました。医者からは糖尿病と高血圧症と診断され、薬の処方箋を渡されました。

そして「食事に気をつけるように」とも言われました。

「気をつける」とはどういうことなのか、さっぱりわからないと思いながら診察室を出ました。もっとも、わかったからといって大した違いはなかったでしょう。というのも、彼女は自分が病気であることを絶対に認めようとしなかったからです。

症状を消すために薬に頼り、あいかわらず食べたいときに食べたいものを食べていました。おかげでどんどん太りだし、それがまたいっそう不快感を増し、落ち込むことにもなりました。

余分な体重を絞ろうと、サンデラは「短期間で効果が出る」というダイエット法をいくつも試してみました。けれども結局は、スクランブルエッグにチーズ、ソーセージ、ベーコン、フレンチトースト、あるいはファストフードや職場の食堂で出される、ハンバーガーや脂肪たっぷり、といういつもの食事に戻ってしまうのでした。

病気と診断されたり、鬱《うつ》病になったりして過食症に陥るというサイクルから何とか抜け出したい、と彼女はもう何にでもすがりたくなっていました。ある日、彼女は祈りました。

神様、なんとかしてください。なんとかして助けてください。

その翌日、食事を変えることの効果について取材しているドキュメンタリー映画（つまり『フォークス・オーバー・ナイブズ』のことです）に出てみないか、という話が舞い込みました。そしてそのときに、エセルスティン博士を紹介されたのです。エセルスティン博士は、肉・乳製品・加工食品を食べるのをやめ、精製された白砂糖や油の入っていない「プラントベースでホールフードの食事」にすることをすすめました。いつもの食習慣を考えれば、サンデラにとってこれは実にやっかいな注文でした。けれども彼女は博士のすすめに従うことにしました。

博士とは何回もミーティングを持ち、新しい食生活を始めて二、三週間経つか経たないかのうちに、彼女は気持ちが安らかになっていくのを感じるようになり

ました。こうした心地よさはここ何年も忘れていたものでした。

やがて血糖値も通常の数値に戻りました。撮影が終わる頃にはあれほどしつこかった症状は皆、消えていました。そして薬もすべて飲む必要がなくなっていたのです。さらにうれしいことには、新婚の夫も同じ、「プラントベースの食事」を一緒にとるようになりました。夫も体重が減り、糖尿病の薬を飲まなくてもよくなったのです。

Joey　症例3

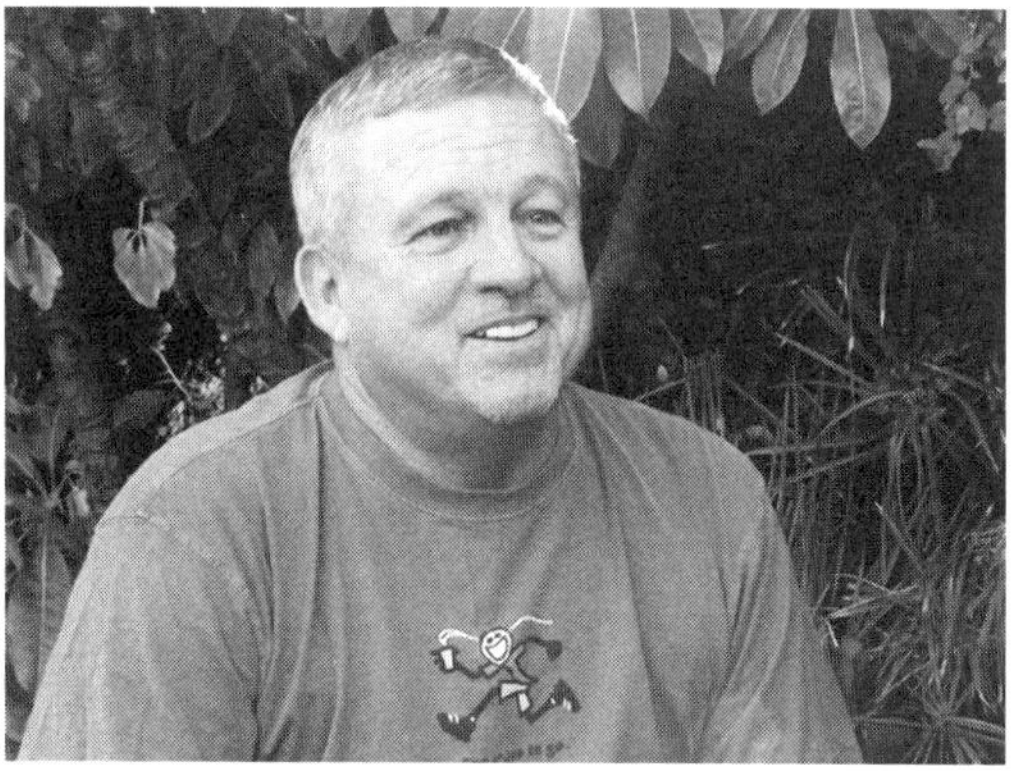

ジョーイ・オーキンの場合

――食事を変えたら二日も経たずに、ぐっすり眠れるようになったのです。

ジョーイ・オーキン（写真）は幸せな結婚をして三人の子供を授かったうえ、人生を存分に楽しんでいました。

フロリダに生まれ、野球や水泳に興じ、釣りとオートバイが好きなジョーイは、生まれてこの方、これといった病気をしたことがありませんでした。いつも食べたいものを食べていましたが、中年になれば誰もそうなると言われるように、変化といえば体重が増えたことぐらいでした。

それが、五二歳のとき、ニューヨークへ

の旅行中、血糖値が高いために起きる症状が出始めました。急に視界がぼやけたり、冷や汗をかいて眠りから覚めたりし始めたのです。

ジョーイは夫人に言いました。

「キャミー、家に帰ったら目の検査に行くよ。眼鏡を換えてもらわなくちゃならん。どうも目がぼやけるんだ」

医者に行ってみると、すぐに答えが出ました。問題は眼鏡ではありませんでした。血糖値が四五〇もあったのです。これは糖尿病予備軍、あるいはインスリン抵抗症を示す人よりもはるかに高い数値でした。ほとんど何の前兆もなく、ジョーイはいきなり「立派な2型糖尿病」と診断されたのです。


それからは薬に縛られる生活が何年も続きました。どこへ行くのにも注射と薬を持って行かなくてはならなくなりましたし、薬の中には冷蔵保存の必要があるものもありました。

出費もかさみます。毎月一〇〇ドル（約一万円）出ていくだけでなく、家を離れるときに持って行くのを忘れた薬を送ってもらうための至急便の送料もばかに

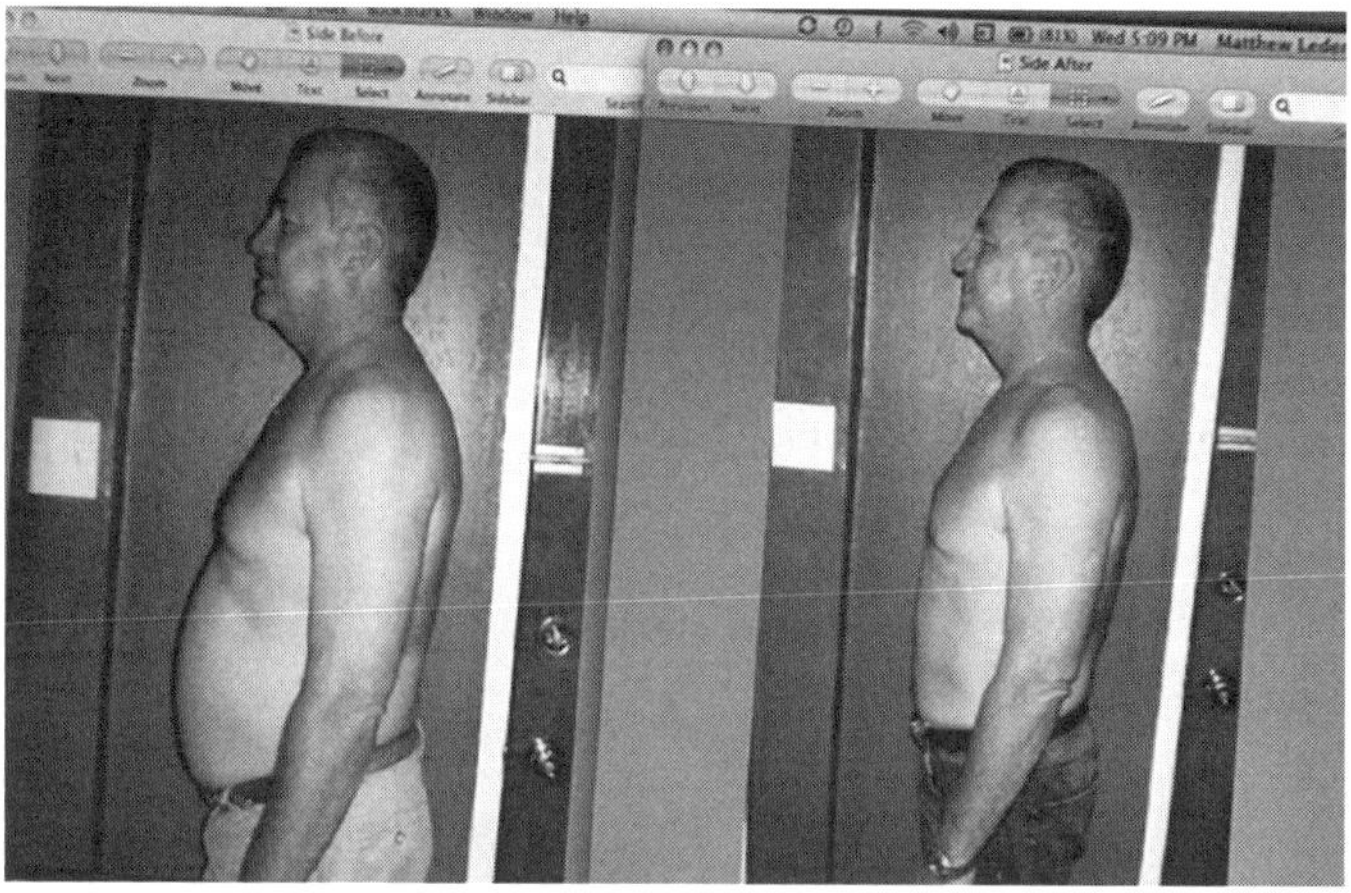

ジョーイ・オーキンは22週間で28ポンド（約13キロ）体重が減った。

なりませんでした。

お金のかかることよりさらにつらかったのは薬の副作用です。薬のおかげで血糖値は抑えられましたが、疲労感・消化不良・睡眠障碍《しょうがい》をはじめ、いくつものトラブルを抱えることにもなりました。

そんなある日、『フォークス・オーバー・ナイブズ』のセットで仕事をしていた友人が、ジョーイに「この映画に出てみたら」と誘ったのです。ジョーイはすぐにロサンゼルスに赴き、マシュー・レダーマン博士と面会しました。博士はジョーイに肉と乳製品だらけの食事をやめて、**「一〇〇%ホールフード、砂糖と脂肪抜きのプラントベースの食事」**に変えるよう指示しました。

二日も経たないうちに、ぐっすり眠れるようになりました。こんなによく眠れたのはいつ以来だったのか、覚えていないくらいの熟睡でした。

それから今日までわずか二、三年しか経っていませんが、現在のジョーイは健康で、体も引き締まり、充実した日々を過ごしています。かつて手放すことのできなかった薬も今は、そのごく一部を服用しているだけです。

第4章「超医食革命」を推奨する声（パート1）

推奨1　パム・ポパー（自然療法博士）

推奨2　テリー・メイスン（医学博士）

推奨3　コールドウェル・B・エセルスティン（医学博士）

推奨4　T・コリン・キャンベル（栄養生化学博士）

推奨5　アロナ・プルデ（医学博士）&マシュー・レダーマン（医学博士）夫妻

Pam Popper, ND

推奨 1

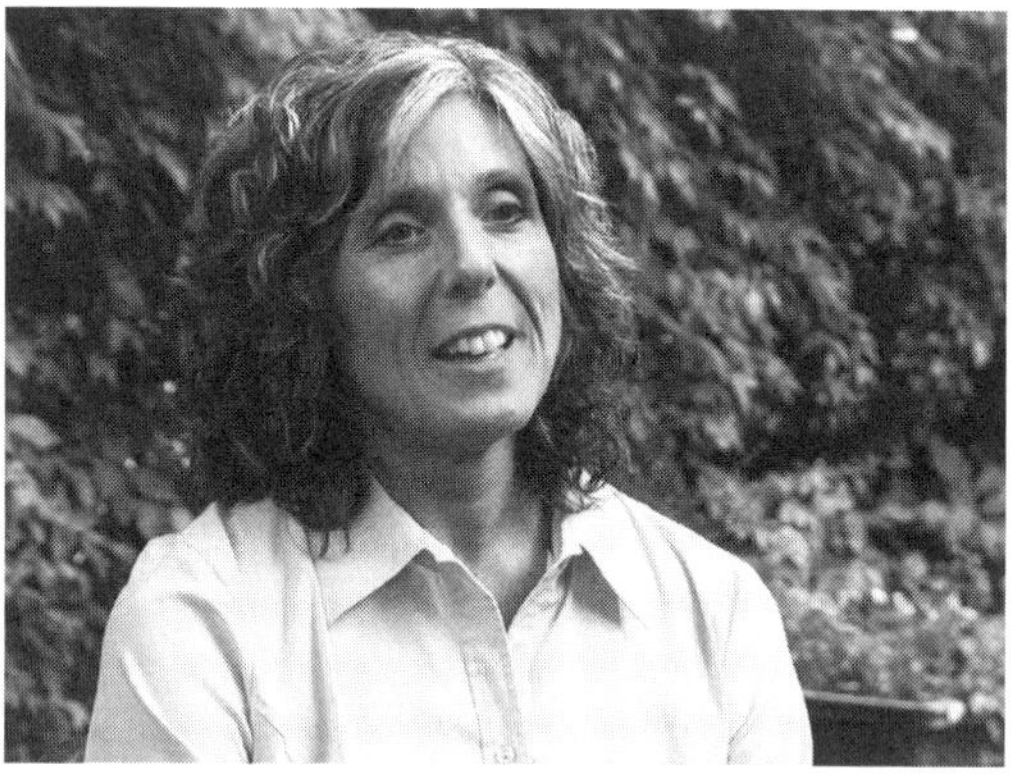

パム・ポパー（自然療法博士）

――自分のことを賢い人間だと思っていたのに、栄養に関しては全く無知だったことを知りました。

自然療法の女医、パム・ポパー博士（写真）は「健康フォーラム研究所（The Wellness Forum)」の専務理事を務めています。このフォーラムが提供している教育プログラムは、個人向けには健康の改善、雇用主に対しては健康管理コストの軽減、そして医療専門家に向けては「患者の食事」や「生活習慣の質」の改善をサポートするものです。

ポパー博士はまた**「責任ある医療を推進する医師会（PCRM）」**（注1）や**ホール**

フーズマーケット社（注2）とも協力して、プラントベースの栄養をとることで健康状態を良くする方法を同スーパーマーケット・チェーンの従業員に教えています。

【注1】PCRM（Physicians Committee for Responsible Medicine）

ワシントンに本部を置く、医師およそ一万人余り、および各界で活躍する知識人およそ一五万人で構成されている非営利団体。予防医学を推進し、臨床研究を行ない、研究においては倫理的・効果的に高い基準を設けることを推奨。コリン・キャンベル博士はここの科学諮問委員を数年務めた。

【注2】ホールフーズマーケット社

オーガニック食材を中心に扱うスーパーマーケット・チェーン。北米を中心に、英国（ロンドン）の九店舗を含めて三六〇店舗余りを有する。本拠はテキサス州オースチン。

ポパー博士は、インターネットを使ったコリン・キャンベル・オンライン講座のメイン講師でもあります。最近の著書に『アメリカの医療保険危機の解決法（Solving America's Healthcare Crisis）』があります。

ポパー博士は一九五六年、オハイオ州に生まれました。健康に関する仕事に関わるなどとは思ってもいなかった博士は、三八歳まで営業の仕事に就いていました。一日四箱のタバコを吸い、食べたいものを食べていました。（以下、ゴシック文字は当人のコメント）

栄養のことなど、まるで気にかけていなかったんですね。それが変わったのは一八年前のことです。友人からマクドゥーガル博士の著書をプレゼントされたのです。

自分では賢い人間だと思っていたんですよよ。何でも知ってるってね。ところが、その本に書いてあったことは全く知らなかったんです。

博士は本が気に入り、「食事と健康の関係」についてもっと深く知りたくなりました。

これだ、と思ったんです。大人になったらこうありたい、と思っていたことだ

とわかったんです。

博士は現在オハイオ州で栄養学に基づくクリニックを開設していますが、クリニックには世界中から多くの人が訪れています。

大きく変わったことは、それまでの私にとって、仕事は単なる労働行為にすぎなかったのですが、今はやりたくてたまらないことをしているのです。毎日つらい思いをしている医師や看護師が多い中、私の場合ほとんどのケースで健康を回復している患者の姿を目にすることができるんです。

博士によれば、「プラントベースの食生活」を批判する人たちは、「人間は食習慣を変えないものだ」とよく口にするそうです。

でも、ほとんどの場合、患者側にはきちんとした情報による選択肢が示されていません。そこが問題なんです。例えば医者は、単にコレステロールが高すぎるという理由から「スタチン（注・コレステロール低下薬）を飲まなければいけない」と言うだけです。

ほかの選択肢を示しません。私たちのやり方は「スタチンを飲むという方法もありますが、その場合には不快な副作用があります」と選択肢のひとつを説明し、次に「食事のスタイルを変えるという方法もあります。その場合、副作用はありませんし、薬代もかかりませんし、脳梗塞や心臓発作も防げます」と説明します。

一般的にこのような形で情報を伝えられている患者はほとんどいません。二つの選択肢を示されれば、ほとんどの人は食事を変えるほうを選びます。「プラントベースの食習慣」への批判としてはもうひとつ、というものがあります。この食習慣は身につかない、すぐまたもとの食事に戻ってしまう、というのを、私は見たことがありません。けれども、もとに戻った例というのを、私は見たことがありません。食生活を大きく変えると、健康状態がみるみる改善されていきます。

私のクライアントさんたちは「チーズやクッキーやケーキを食べたいとはもう

思わなくなった」と言うくらいです。以前の悪い食事に戻ることはまた薬を飲むことですし、最悪入院ということにもなりかねません。それより、みなさん健康でいたいわけです。

「プラントベースの食事」と聞くと、なにか食事制限をされるように感じるかもしれません。けれど、実際にはプラントベースにすれば、この地球上で生きている間、やりたいことに好きなだけエネルギーを注ぎ込めるんです。プラントベースにしたからといって、何か失うわけではありません。むしろ、プラントベースにすることで得られるもののほうがたくさんあるのです。

Terry Mason, MD

推奨2

テリー・メイスン（医学博士）

――肉食習慣というライフスタイルは、
ペニスにも心臓にも悪影響を与えていたのです。

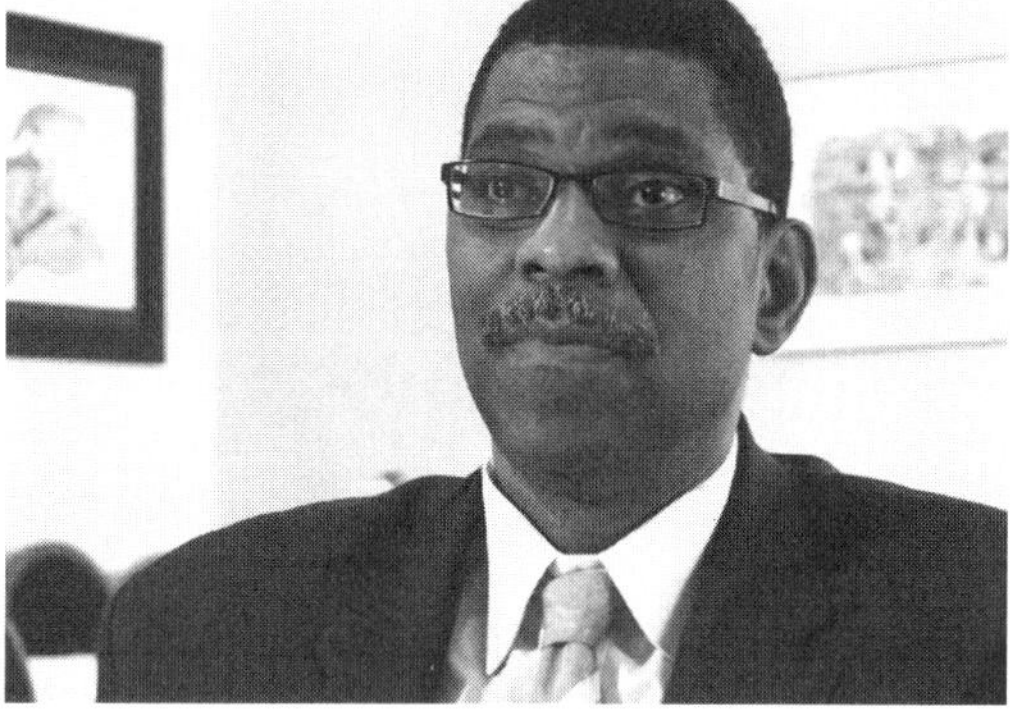

医師のテリー・メイスン博士（写真）はイリノイ州クック郡医療健康管理システムの主任医官です。病院を三か所、外来診療所を一六か所、公衆衛生部門を一か所、地元の非行青少年短期収容所、それにクック郡刑務所を受け持っています。外来診療所の一部はエイズをはじめとする性行為感染症の患者を受け入れています。

メイスン博士はシカゴとその近郊で育ち、教育を受けました。ついでロヨラ大学、そしてイリノイ大学医学部に学び、マイケル・リース病院の泌尿器科で研修を受けました。公認の泌尿器科の医師である博士は、二五年にわたって医療の現場を踏んだのち、二〇〇五年、シカゴ市公衆衛生局の責任者に任命されました。そこでの任期中、博士が力を注いだのは生活習慣をより健康的なものにすることで慢性の生活習慣病を減らすことでした。

メイスン博士はまた、地域社会の環境を健康なものにすることについても発言しています。博士の話を聞いた人々は励まされ、やる気を起こします。ラジオのトーク番組「ドクター登場（Doctor in the House）」のホストを務め、テレビやラジオの全国放送にもゲストとして頻繁に登場しています。

博士自身、現在「九八％プラントベースの食生活」を実践しています。残り二％というのは、時々卵の白身をひとつふたつ食べるからです。

博士がここに行きつくに至った道のりは一風変わっています。それまで博士は泌尿器科の医師として、難しい病気を抱える患者をたくさん診てきました。とりわけ多いのが博士の専門であるＥＤ（勃起不全）の患者です。

実は、男性の勃起不全と心臓病の間には強い相関関係があったのです。全国医

師会の大会で心臓病専門医と泌尿器科の医師とで合同会議を開き議論した末、「心臓病と勃起不全症状の関連性」が明らかになりました。

するとすぐに、この相関関係の深さは内皮細胞の損傷によるものと判明したのです。内皮は血管内部の表面に並んでいる細胞の薄い層です。ペニスは単位面積当たりの内皮細胞の数が体内で最も多い器官です。したがって、内皮細胞の機能に悪影響を与えるものはすべて、ペニスの症状となって現われます。

欧米風の食生活を調べたとき、高脂肪・高カロリーの肉食中心で、運動をほとんどか、あるいは全くしないというライフスタイルと「内皮細胞の損傷」には強い結びつきがあることもわかりました。この肉食習慣というライフスタイルは、ペニスにも心臓にも悪影響を与えていたのです。

心臓病やガンで亡くなる人は毎年一〇〇万人にのぼります。その原因は三つあります。「喫煙」「運動不足」そして「間違った食事」です。どれも放置しておくわけにはいかないものばかりです。三つ目の「間違った食事」を解決する最良の方法とは、「プラントベースの食生活」に変えることです。ですが、それには抜本的な対策を講じなければなりません。

公衆衛生の面からいえば、社会の基本的構造を変えて、人々が正しい食習慣を選択しやすくして、間違った方向に向かわないようにする必要があります。政府が主導して、果物や野菜をより安く、どこでも手に入るようにしたうえで、その料理法を教えるキャンペーンが展開されれば、私は全力をあげて協力します。

現状は緊急非常事態です。今の状況が続く限り、人々が健康になることはありえません。健康になれると考えること自体、愚かなことなのです。

Caldwell B.Esselstyn Jr., MD

推奨3

コールドウェル・B・エセルスティン（医学博士）

——そもそもこの病気は、かからなくてもいいはずのものなのです。

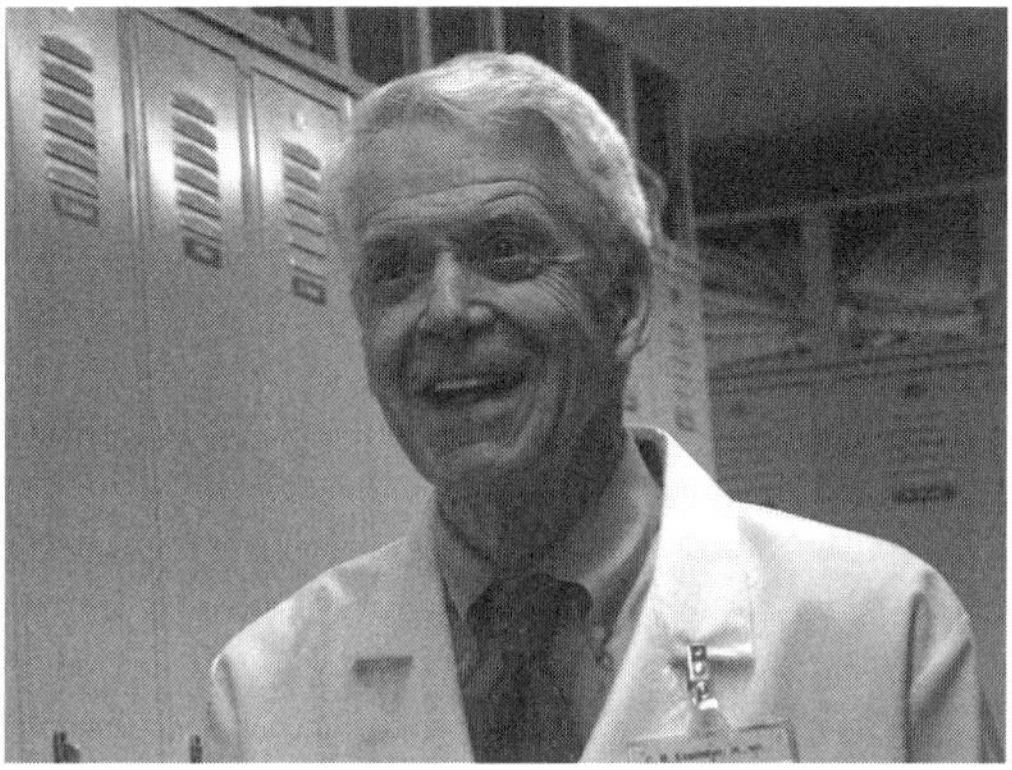

「エス」という愛称で知られるコールドウェル・B・エセルスティン博士（写真）は、イェール大学とケース・ウェスタン・リザーヴ大学で学びました（イェール大学在学中、ボート競技の米国代表の一員として、一九五六年のメルボルン・オリンピックに出場、金メダルを獲得しています）。

クリーブランド・クリニックとロンドンのセントジョージ病院で外科医としての教育を受けました。一九六八年、ベトナムでの軍医としての功績に対して青銅星章《ブロンズスター》（戦場において英雄的な行動、顕著な任務達成のあった者に与えられる勲章）を受けています。

博士は一九六八年以来、クリーブランド・クリニックに勤め、職員代表、理事、乳ガン対策チーム長、そして甲状腺および副甲状腺（上皮小体）手術部長を歴任しました。

一九九一年には内分泌腺医師協会会長を務め、二〇〇五年には患者への深い思いやりをもって医療にあたる専門家を表彰する「ベンジャミン・スポック賞」の第一回受賞者に選ばれています。

そして二〇〇九年には、クリーブランド・クリニック同窓会から同窓殊勲賞を贈られました。博士は現在、クリーブランド・クリニック健康研究所で、「心臓血管疾患の予防と治癒のためのプログラム」を行なっています。

エセルスティン博士が執筆した研究論文は一五〇本以上にのぼります。そして博士は栄養のとり方を変えることで心臓の冠状動脈疾患の進行を食い止め、症状を改善させるための長年の調査研究に基づいた本を出版しました。

前述の『Prevent and Reverse Heart Disease』（邦訳『心臓病は食生活で治す』）

です。博士とアン夫人は「プラントベースの食事」をするようになって二六年以上になります。

博士が長期にわたるこの調査研究を始めたのは、乳ガンの手術を多数手がけてきたからでした。つまり、次の患者がやってくるのをただ待っているよりも、患者の数そのものを減らそうと考えたからです。

そのために博士は二〇年にわたって世界中の事例を調べました。そして、住民が「プラントベースの食生活」を続けている地域ではどこであっても、ガンや心臓血管疾患が稀であることを発見したのでした。

この研究のために、私たちはクリニックの心臓血管部門に入院していた中から二四人の患者の協力を仰ぎました。家に帰って死を迎える覚悟をしたほうがいい、と宣告された人たちです。この人たちに「プラントベースの食生活」を体験してもらいました。その結果、この食事を守った人は一人残らず、その後亡くなるまで、心臓病の発作を一度も起こさなかったのです。

以来、博士は「プラントベースの食生活」のメリットを説き続けています。博士の言葉に耳を傾ける人の数は、少しずつ増えています。

大勢の人が気がつくようになるには時間がかかります。けれども、やがてみんなが気がつくことなのです。より大規模な研究が行なわれれば、専門家も患者に対して「生活習慣を変えるという方法」があることを否応なく提示しなければならなくなります。そうなれば、一気に大きな変化が起きるでしょう。

残念ながら現在は、ほとんどの医師が対症療法を施しているだけです。何が病気を招いているのかまでは踏み込みません。患者に施すのは投薬や手術といった決まりきった措置で、どれもお金がかかりますし、リスクも伴います。

「患者は結局、食事を変えることなどしませんよ」と言う医師もいます。けれども患者と五時間面談し、食事が健康や病気にどういう作用をしているか、その理由とプロセスをじっくり説明すれば、患者は食生活を変えられるようになります。

私たちが行なっているのは、そういう説明です。こういう形で患者と対応する

【図3a、図3b】
食事で変わる血管内の状況比較図

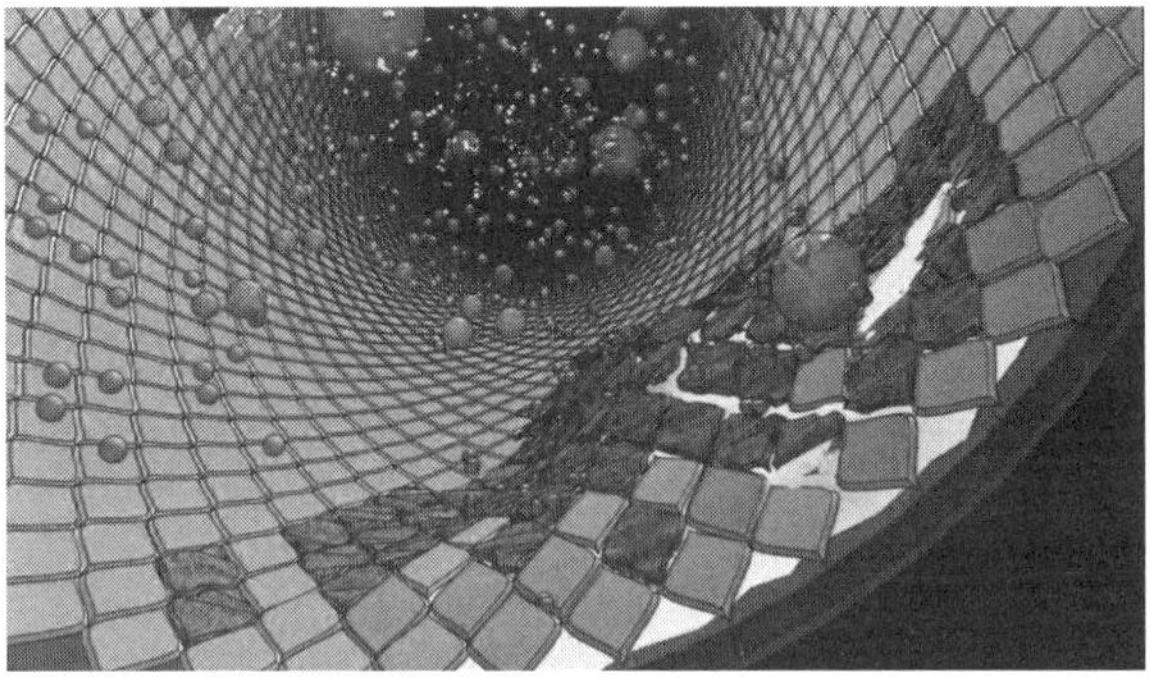

【図3a】 精製された油、乳製品、肉などを食べる「典型的な欧米型食事」によって体内の内皮細胞（血管の内張り）が破壊され、プラークが形成され、血液の流れをせき止めている状況を表わしたものです。この「心臓血管疾患の成り立ち」に関する考え方は、エセルスティン博士の研究によって裏付けられています。

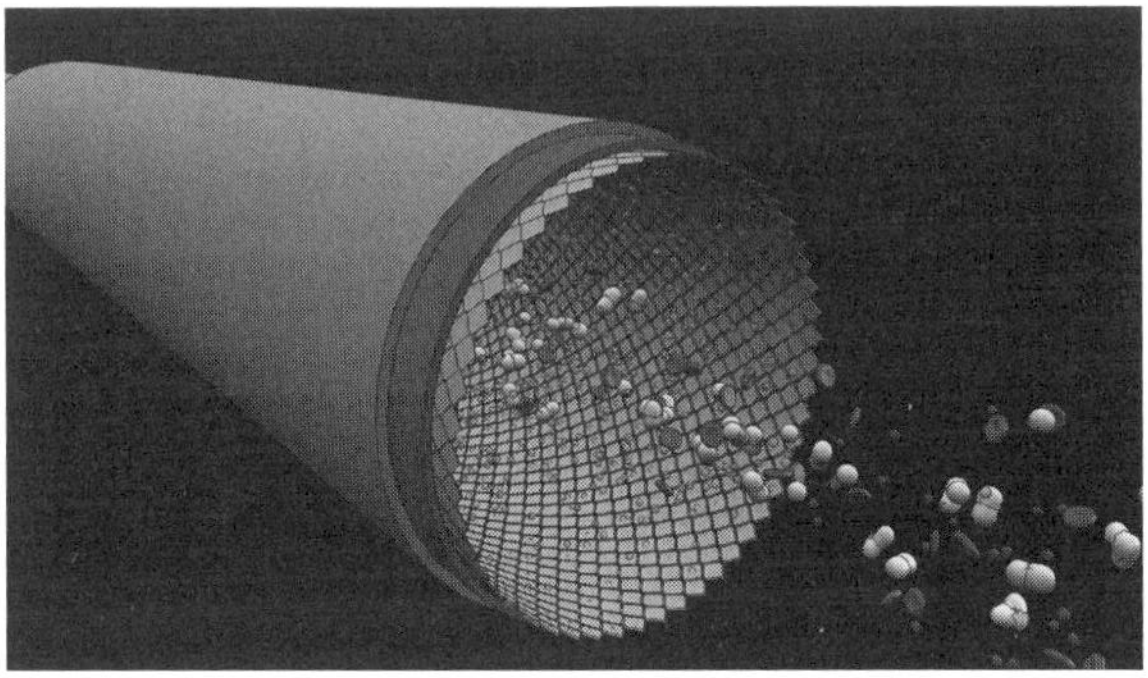

【図3b】「プラントベースの食事」をしている人の健康な血管内の図で、内張りに支障はなく、血液がさらさらと流れている状況を描いています。

2つの図を比べて、違いを理解してください。

ことによって、ケアを行なう側と受ける側の間に本来あるはずの信頼関係を回復することができます。

そして患者のほうは、医師がその病気についてわかっていることはひとつ残らず話してくれているのだ、ということを察知してくれます。そして、この病気は治せないものではない、ということを理解してくれます。そうなれば、患者は「症状を止める力と治す力を与えられた」と感じるのです。

そもそもこの病気はかからなくてもいいはずのものなのです。たとえてみれば、「張子の虎」のようなもので、怖れることはないのです。

たとえかかったとしても、必ずしも悪くなるとは限りません。心臓血管疾患は食べ物から起こる病気です。ですから食べるものを変えれば、症状も改善され、人生も変わるのです。

T.Colin Campbell, PhD

推奨4

T・コリン・キャンベル（栄養生化学博士）

――科学と産業がいかに深く結びついているのかが、はっきり見えてきました。

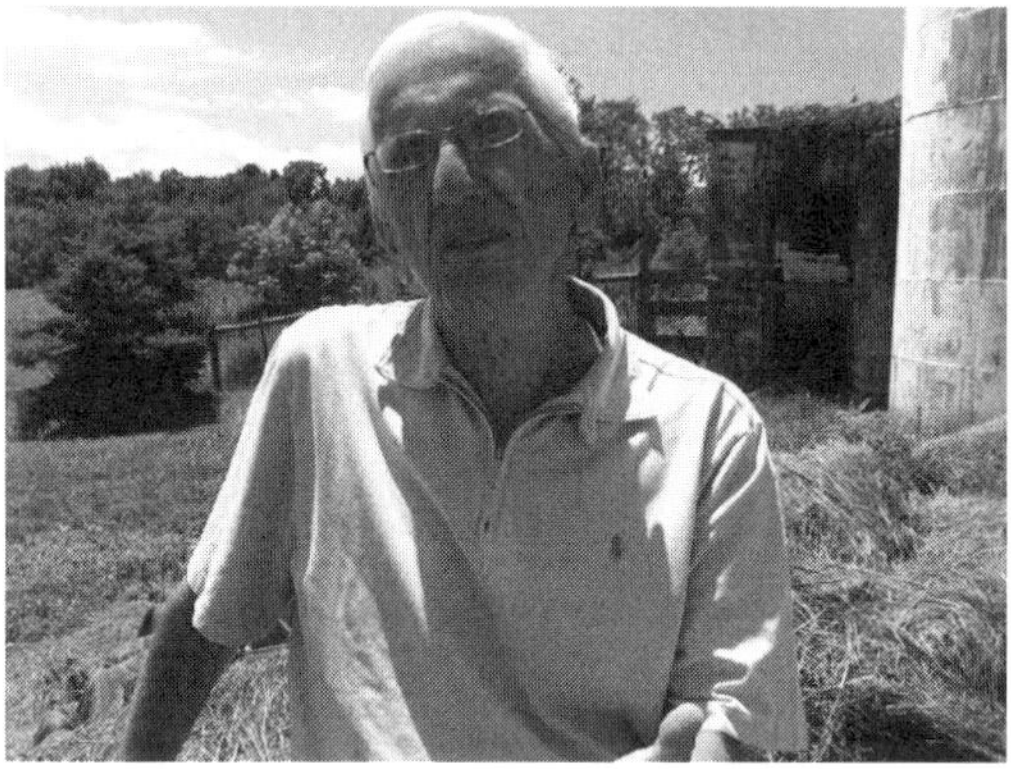

T・コリン・キャンベル博士（写真）は酪農家に育ち、ペンシルベニア州立大学とコーネル大学で学びました。マサチューセッツ工科大学で博士課程修了後もそのまま研究を続け、やがてバージニア工科大学で教鞭をとったのち、一九七五年、終身教授としてコーネル大学に戻りました。

米国ガン研究所の上級科学顧問を務め、「責任ある医療を推進する医師会（PCRM）」（九三ページ参照）の顧問団の一人でもあります。

一九七八年以来、全米科学アカデミーの「食事と健康に関する各種専門家委員会」の委員を歴任し、北京の中国予防医療学院と上海交通大学から名誉教授職を贈られています。コーネル大学の栄養生化学における「ジェイコブ・グールド・シュアマン名誉教授」であり、中国とオックスフォード大学とコーネル大学合同の研究テーマ「食事と健康」の責任者でもあります。

博士はベストセラー『The China Study』（邦訳『葬られた「第二のマクガバン報告」』）の著者として広く知られています。

息子のトーマス・M・キャンベル医学博士との共著で出版されたこの本は、博士の生涯にわたる研究の成果であると同時に、コーネル大学、オックスフォード大学、中国予防医療学院との二〇年にわたる共同研究の賜物でもあります。

この本の中で博士は、動物性タンパク質を材料とした食べ物を摂取することがガンと心臓病の発生に結びつくことを示し、また牛乳などの**哺乳動物の乳に含まれるタンパク質のカゼインが「これまで知られたうちで最も強力な発ガン物質である」**と述べています。

一九八一年に中国の医学教育機関が発表したガンによる死亡率を見てみると、中国国内の地域によって非常に大きな差がありました。私たちがこの共同調査研究を行なったのは、その理由を解明するためです。そして、病気の発症率にこれほど差があることに、「食事とライフスタイル」がどの程度まで影響しているのかを明らかにするためでした。

調査研究の規模はきわめて大きなものでした。私たちがデータを集めたのは六五郡一三〇か村に及び、対象になった成人とその家族の数は六五〇〇人にのぼりました。

さまざまな食事やライフスタイルとの間の複雑な関係を評価したうえでの結論は、健康を促進し、深刻な病気を防ぐには、「プラントベースでホールフード中心の食生活」にすることがいちばん良い、ということでした。

このことを発表すると、反応はおおむね肯定的なものでした。が、なかにはマイナスの反応もありました。肯定派・否定派、それぞれの立場をめぐる論争の真っ只中に私は何度も巻き込まれました。やがて論争の結果、非常に大きな影響が出始めました。

【図4】中国における「食と病気」の壮大な疫学研究、「チャイナ・プロジェクト」の調査地域

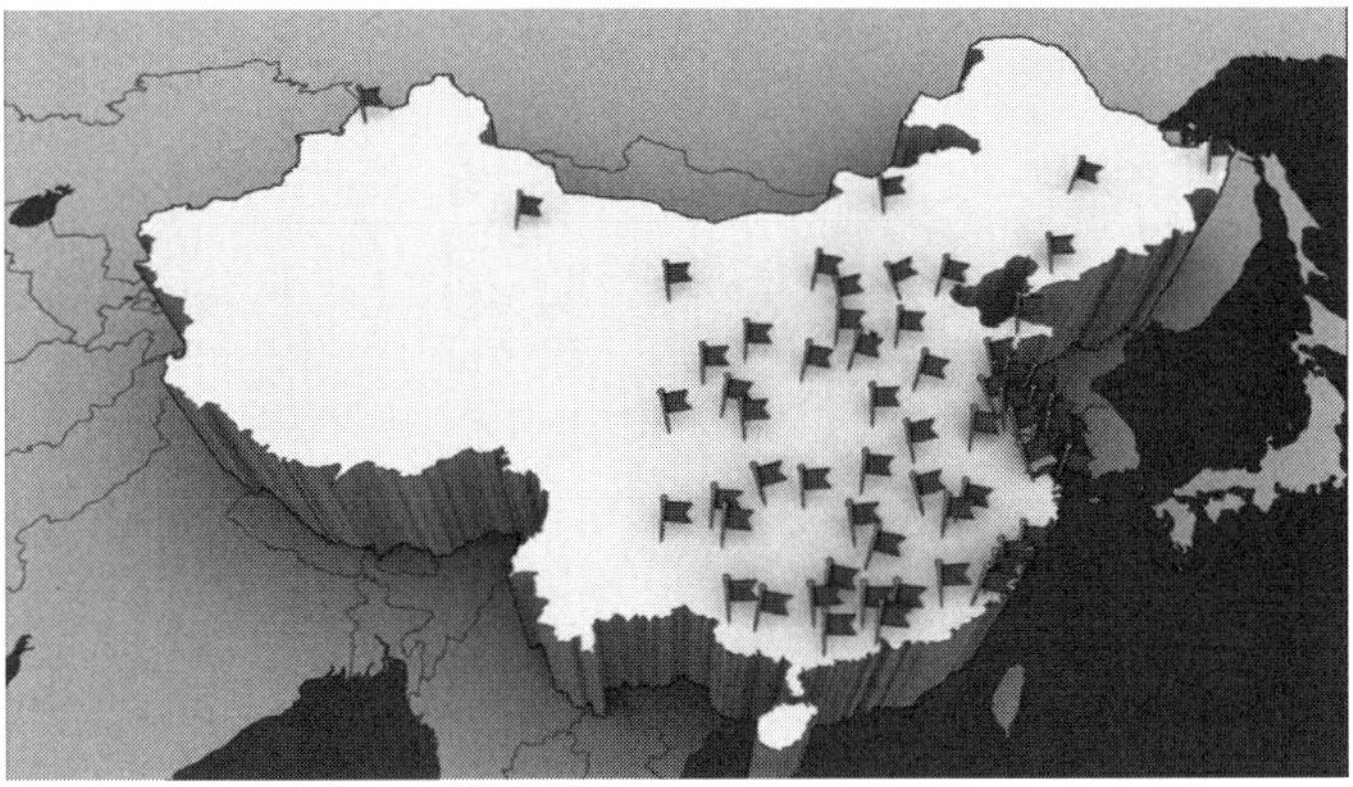

現在「中国疾病対策センター」に在籍しているチェン・ジュンシ上級研究教授は、1980年、キャンベル博士と合同で、「チャイナ・プロジェクト」と名づけられた「食事と疾病発生の関係をめぐる大プロジェクト」を立ち上げました。

特別の訓練を受けた350人以上のスタッフが集められ、中国全土にまたがる65の郡(地図参照)で6500人を対象に調査しました。

『ニューヨーク・タイムズ』紙はこの研究を、「これまでで最も包括的で大規模な疫学研究」として、「疫学研究のグランプリ」と賞賛しました。

「チャイナ・プロジェクト」をまとめた、キャンベル博士の著書『The China Study』(邦訳『葬られた「第二のマクガバン報告」』)の中では、科学的に疑問の余地なく、次のことが証明されました。

――「プラントベースでホールフードの食品」は人間の健康増進に寄与するが、それに対して、動物性食品は寄与しない。

論争が進むにつれて、科学がいかに産業と深く結びついているかが、ますますはっきり見えてきたのです。私自身の私生活や倫理観に関することにまで個人攻撃が続きました。国立衛生研究所から私に与えられた研究助成金を私が個人的目的に流用しているということまで言われました。明らかな濡れ衣でした。

それはコーネル大学内でさえありました。コーネル大学では私はプラントベースの栄養摂取について長年講座を開いていて、人気のある講座になっていたのですが、『The China Study』が出たとき、多忙のため一年間休講しました。すると、学部長が故意にその講座をなくしてしまったのです。学部長は酪農業界の顧問の一人でした。

そういう障碍《しょうがい》もありましたが、総じて私は楽観主義ですから、あの本から恩恵を受ける人の数が増えていって、本に書いてあることが広まれば広まるほど、世間全体の態度も変わっていくだろう、と考えています。ことわざにあるとおり、馬はもう小屋から出てしまっているんですから、もとには戻りません。

推奨5

Alona Pulde, MD, and Matthew Lederman, MD

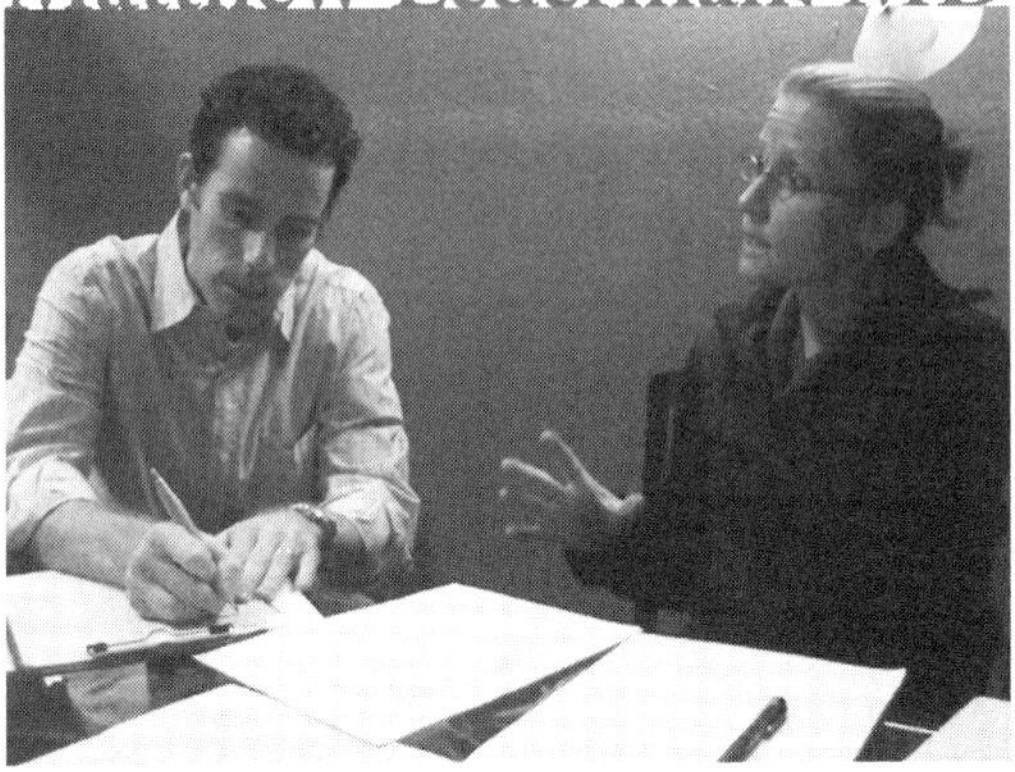

アロナ・プルデ（医学博士）&マシュー・レダーマン（医学博士）夫妻

――それまで行なっていた治療法は、ほとんど役に立ちませんでした。

「四歳の誕生日に両親がプレゼントしてくれたお医者さんキットが関係しているのかもしれませんね」と話すカリフォルニア生まれのアロナ・プルデ博士（写真右）は、若い頃からずっと女医になりたいと思っていました。

一九九六年にカリフォルニア大学ロサンゼルス校（ＵＣＬＡ）で医師となる教育を終えると、代替医療に関心を持った博士は漢方医学の研究で修士課程を修めます。二〇〇四年にはアルバニー医科大学で家庭医としての資格を得ました。

博士が三〇歳のとき、父親が亡くなります。

父のような健康な人間が五五歳という若さで心臓発作で死ぬなどということが、どうしてありうるのか。医師としての訓練を受け、知識もありながら、そのときの私にはとても理解できませんでした。

キャンベル博士やマクドゥーガル博士、エセルスティン博士による「食事と健康」に関する著書を読み、「低脂肪のプラントベースでホールフードの食事」が医療行為と切っても切れないほど重要である、と博士は理解しました。

そして、夫のマシュー・レダーマン博士（右ページ、写真左）とともに実践しながら、その情報を広める仕事を立ち上げました。現在、夫妻はホールフーズマーケット社（九三ページ参照）とともに、同社の「健康教育プログラム」を作成し、その実践指導に当たっています。

レダーマン博士はフィラデルフィア郊外で育ち、ミシガン大学で科学課程を修め、テンプル大学で医学博士号を取得しました。栄養学とライフスタイル医学の専門資格を持つ内科医です。夫人同様、レダーマン博士も医師以外の仕事に就くことは考えたことがありませんでした。

そもそも医者になろうと思ったのは、病気の人を治したかったからです。父と同じく、心臓病専門医になろうとずっと思っていました。けれども、僕は幻滅してしまったんです。僕が行なっていた治療法は、患者さんたちを治すことにはほとんど役に立っていませんでした。

両博士は口をそろえて言います。

プラントベースの食事に変えなければ、病気になるリスクが目に見えて高まります。簡単にいえば、病気にかかりやすくなり、若くして死ぬことになります。食事を変えない人たちは体重が極端に増え、体調がきわめて悪化するリスクをおかしているのです。いずれ慢性の病気にかかるのは時間の問題です。かかる病気はひとつとは限りません。

アメリカ人の標準的な食事をすることがそんなに大事でしょうか。その食事によって糖尿病をわずらい、長い間苦しみながらゆっくりと死んでいってもかまわない、というのでしょうか。関節炎で手足がだんだん動かなくなってもいい、というのでしょうか。

大腸ガン、乳ガン、前立腺ガンをはじめとするガンがどんどん進行してもいい。心臓発作も起きていい。あるいは大量の薬を飲み続けてもいい（それも副作用だらけの薬です）。小さな梗塞が何度も起きて、認知能力に支障が出たり、親しい人たちと交流する能力が損なわれたりしてもいい、回復できなくなってもいい、というのでしょうか。

従来型の食事を続けることは、苦しみながらゆっくりと死にゆく旅の片道切符となるのです。しかもそういう旅路は、人生のいちばん良いときから始まることも少なくありません。「プラントベースの食事」に変えれば、この暴走列車を止めることができるのです。

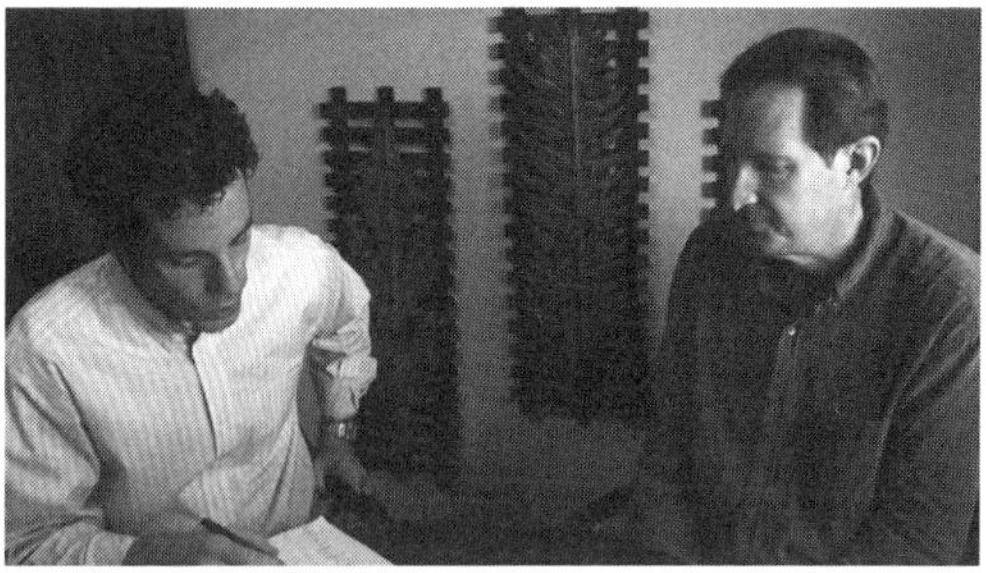

リー・フルカーソン（写真右）は映画『フォークス・オーバー・ナイブズ』の監督です。「非健康的食事をしている」と自ら認めるフルカーソン監督は、マシュー・レダーマン博士（写真左）とアロナ・プルデ博士に食生活について相談しました。
両博士はすぐに食生活を変えるよう進言し、監督が実践したところ、13週間の後、体重は20ポンド（約9キロ）減り、血圧も目に見えて下がりました。コレステロール総量は241から154、LDL（悪玉）コレステロール値は157から80に落ちました。

【表2】リー・フルカーソン監督の「プラントベースでホールフード食」実践の記録（13週間の成果）

	開始時	13週後
体重	231ポンド（約105キロ）	211ポンド（約96キロ）
血圧	142／82	112／70
安静時脈拍	92	60
総コレステロール値	241	154
LDL	157	80
CRP（*）	6	2.8

（*）この数値は心臓と血管内の炎症の程度を示します。

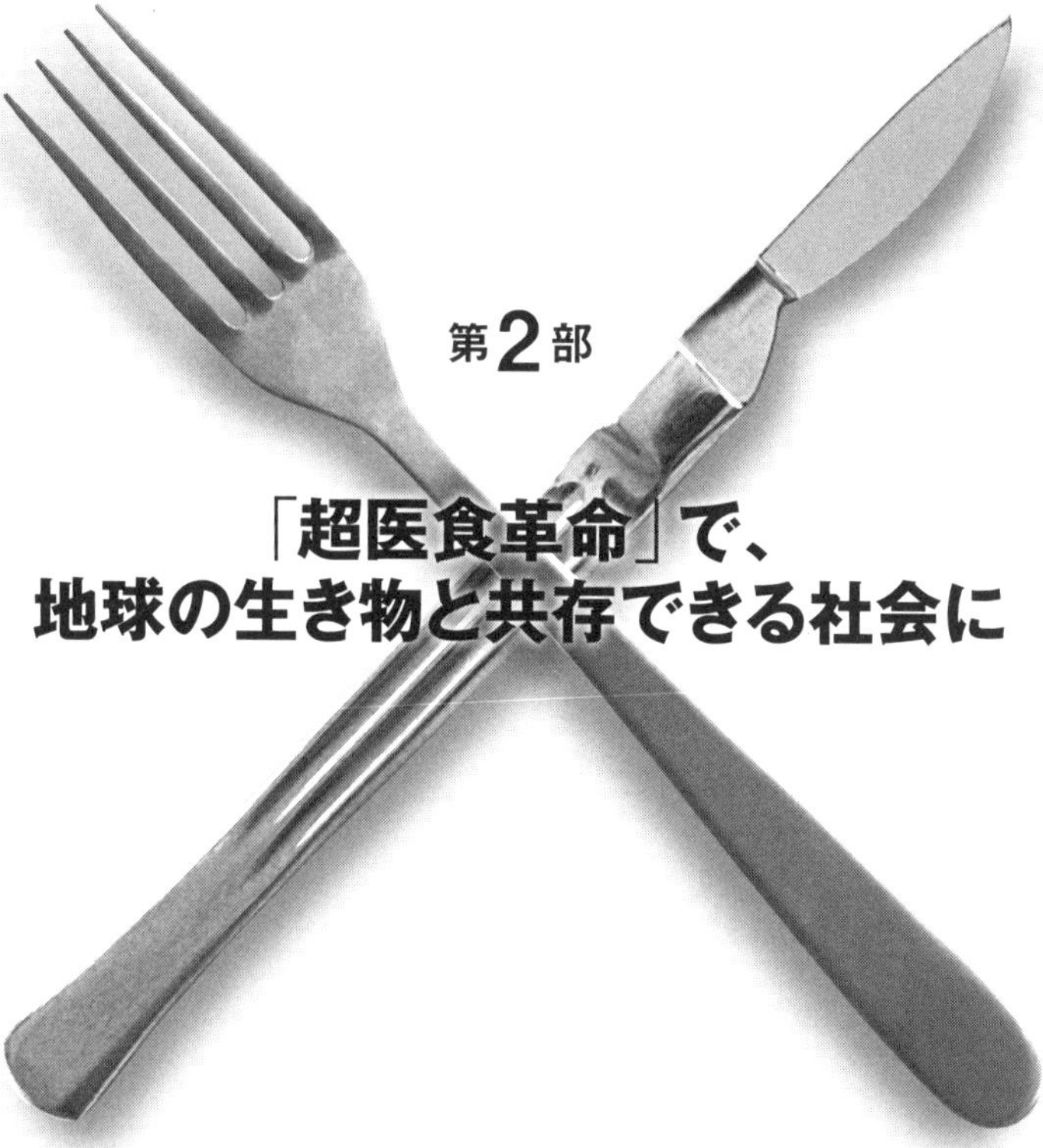

第2部

「超医食革命」で、地球の生き物と共存できる社会に

第5章　私たちに何ができるのか

「プラントベースの食生活」で人間の健康が大きく変わることはすぐに実感できます。けれども、食事を変えることで変化するのは私たち一人一人の健康だけではありません。「人間と動物との関係」もまた変わってきます。

とりわけ人間が利用するために家畜として育ててきた動物たちや、自然の中に棲んでいるものを人間の都合で捕獲して食用としてきた動物たちとの関係です。

●食肉生産工場（アニマルファーム）の実態を知る

かつての農場の暮らしのイメージはのんびりしたものでした。日焼けして陽気な農民たちがなだらかに続く広大な牧草地の世話をしていました。建物のまわりでは鶏たちが自由にうろついては収穫したばかりの穀物をつつき、産みたいときに卵を産んでいました。牝牛は鶏小屋の近くをゆったりと歩き、首にかけた銀のカウベルがものうげに鳴っていました。

畜産の姿も今ではすっかり様変わりしています。生産を効率化して最大限の利益を引き出すため、食肉はそのほとんどが畜産工場のようなところから生み出されています。

何千という七面鳥、鶏、牝牛、豚をはじめとする動物たちが巨大な工場に詰め込まれています。生産者は効率が最大になるように、こうした動物たちを短期間に大量に育てています。

子牛を畜殺できるまで育てるのに、昔は二年近くかかりました。企業の立場からすると、成長にこんなに時間がかかっていては、経費が負担になります。動物を育てるのには常に餌を与え、病気になれば治療しなければなりません。

成長期間を短縮するため、大部分の畜産工場は人工的な成長促進剤を使っています。例えばγ《ガンマ》BGH（遺伝子組み換え牛成長ホルモン）ですが、これを使用することによって動物の筋肉は通常よりずっと早く成長します。

EU（欧州連合）は成長促進ホルモンの使用を禁止していますが、アメリカ全体の肉牛の約三分の二が成長促進ホルモンを与えられています。それだけではありません。アメリカは先進国の中で唯一、乳牛の牛乳生産量を増やすためにγBGHの使用を認めています。

悲しいことに、畜産工場の動物たちは、生き物としてぎりぎりの状態に置かれており、多大なストレスにさらされています。畜産工場のほかの家畜たち同様、乳牛たちに対する要求は苛酷なもので、疲労もひどく、病気にもかかりやすくなっています。

高カロリーの飼料を与え、成長促進ホルモンを注入することで、酪農家が乳牛から搾る乳の量を増やすことができます。今日、平均的な乳牛の牛乳生産量は一日ほぼ一〇〇ポンド（約四五キロ）にのぼります。自然のままの生産量の一〇倍に当たる数字です。乳牛の寿命は二〇年以上ですが、工場で飼育された乳牛の多くは、四歳になるまでには、ほとんど歩くことができなくなります。

卵の生産に使われている雌鶏《めんどり》は、ごく狭い檻に詰め込まれているのが通例です。鶏は身動きもできず、はばたくこともできません。巨大な倉庫のような工場の中に、むき出しの金属製の檻がずらりと並び、その檻は何層にも積み重なっています。

たいていの卵工場では檻の中が過密状態なので、鶏どうしがくちばしでつつき合って喧嘩をするのを防ぐため、まだひよこのうちにくちばしの先端を取り除きます。そのためには骨と軟骨、それに付随する組織を切断しなければなりません。

食肉用の子牛は生まれるとすぐ母親から離され、わずか幅六〇センチほどのスペースに閉じ込められます。おまけに首に鎖がかけられて、動くこともできません。牡は去勢されますが、その際麻酔はかけられません。

豚も同じです。利益が最大になるように一インチ単位でスペース計算がされていて、あまりにもぎゅうぎゅうに詰め込まれているので、豚たちは自分たちの排泄物から出る有毒なガスの中で四六時中呼吸することになります。

畜殺場では鶏は意識があるまま足枷《あしかせ》を使って逆さに吊り下げられます。人道的な畜殺に関する法律では、畜殺する前に動物の意識を失わせるよう定められていますが、鶏や七面鳥などの家禽類はその対象に含まれていないため、こうした行為はいまだに続いています。

自動カッターが喉を切り損なうと、鶏は別の方法で殺されるか、あるいは生きたまま煮沸タンクに漬けられます。熱処理するのは羽根をゆるめ、あとで取り除きやすくするためです。

二〇〇八年にアメリカ人の食欲を満たすために殺された家畜動物の数は八五億六〇〇〇万体になり、これは国民一人当たりにすると二九体になります。

陸と海の両方で殺された動物（魚を含む）の総計は約八〇〇億体で、肉と魚を食べるアメリカ人一人当たり二七〇体になり、アメリカ人一人が生涯に消費する動物の数は二万一〇〇〇体になります。

アメリカ人の食用として殺される動物の総計は、近年わずかながら減っています。しかし、アメリカ国内で畜殺される動物の数は増えています。食肉の輸出が増えているためです（アメリカは人口上では世界の五％ですが、食用のために殺される動物の数では世界の二〇％を占めています）。

●魚にも痛覚があることを知る

脳の構造と機能を含む感覚システムの研究により、魚類も痛みや苦痛を感じることはすでにずいぶん前から知られています。つまり、たまたま釣り針が体に刺さったときに釣り人が感じるのと同じように、魚たちの痛覚器官も尖った釣り針で痛みを感じているのです。

刺し網にかかる野生の魚は網にかかったまま何日も放置されることがあります。深海から一気に引き上げられる魚は、急激な気圧の変化によって死んでしまいます。網にかかれば、そうでなくても生き残ることはありません。生きたまま船の甲板に揚げられた魚は窒息するか、腹を割かれます。鮪《まぐろ》や鱈《たら》のような大型の魚を獲るためには巾着網《きんちゃくあみ》が使われます。こうした魚はエラを裂かれたり、内臓を取り除かれる際にも意識を保っています。

一方、底引き網は環境に与える悪影響が最も大きな漁獲法のひとつです。ちょうど製材業者が森をなぎ倒して消してしまうように、底引き網は海底をさらって稀少な珊《さん》瑚《ご》も破壊してしまいます。

養殖の魚ではもっとひどいことになっています。狭い檻に詰め込まれた雌鶏のように、密度の高い状態で飼育されますから、魚どうしがぶつかってケガをすることも多く、死亡率も高いのです。おまけに収獲前には一週間餌を与えられません。内臓をきれいにするためです。食用の陸上動物同様、魚を獲ったり養殖したりするのを全国的に規制する規則はありません。

●私たちにもできることがある

反論しようのない事実が二つあります。ひとつは全世界で消費される家畜の数は飛躍的に増えていること、そして二つ目はこうした動物たちの扱いがどんどん無慈悲なものになっていることです。

穀物、豆類、木の実、種子類、果実、野菜といったプラントベースの食品は動物性食品よりも効率的に生産することができます。ですから、比較的裕福な国に比べると、裕福でない国の住民が一人当たり消費する動物性食品は少なくなっています。

しかし、これも変わろうとしています。一人当たりの収入が増え、世界の総人口が二〇五〇年までに六五億人から九〇億人に増えると予想されるからです。収入が増えると、人間は動物性食品をより多く食べるようになります。国際連合食糧農業機関（FAO）は「食肉の消費量は二〇五〇年までに倍増し、牛乳の消費量は八〇％増加する」と予測しています。

アメリカには国全体として家畜を保護する法律はありません。一九七〇年の動物保護法は動物を閉じ込める際の基準を設けたものですが、食用とされる動物は対象外です。人道的な畜殺に関する法律はウサギ、魚、鳥類には適用されません。ところがアメリカ国内で食肉用に殺される陸上動物のうち大多数が鶏なのです。

各州の法律のうち最も人道的といえるものでも、「農業の標準的慣例」には適用されません。ということはつまり、ある手法が残酷かどうかを決めるのは、動物がどれほど苦しむかの程度ではなく、畜産の通常の手法の一部とみなされているかどうかなのです。

その結果、ここで触れた残酷きわまる手法はすべて合法となるわけです。

近年になって、畜産動物が受けている苦痛と規模の大きさを動物愛護の活動家たちが暴露してきました。その結果、畜産業の利害を代表する州レベルのロビイストたちは一致協力して対抗策を講じています。

その立場を見事に要約したのは、二〇一一年四月一四日付の『ニューヨーク・タイムズ』紙に掲載された、「一部の州、畜産動物虐待の暴露を禁止する方策を探る」という見出しの記事でしょう。

これはミスプリントではありません。フロリダ、ミネソタ、アイオワの立法府は、畜産動物虐待を禁止するのではなく、「畜産動物虐待の暴露を禁止しよう」と動いているのです。

畜産動物たちの苦痛を減らすのにいちばん良い方法は、あなた自身をより健康にする方法でもあるのです。私たちにできること、それは、「プラントベースの食品」を食べることです。実にシンプルな方法です。

第6章　動物性食品と畜産業が招く環境破壊

●報道されない畜産業の暗部

畜産業界の抵抗がますます強くなっているにもかかわらず、ごくゆっくりとではありますが、畜産動物たちが飼育・畜殺されている状況がどんなものか、広く知られるようになってきました。

しかし、動物性食品中心の食事から引き起こされるマイナスの影響はそれだけに留まりません。より大きな地球規模での影響があります。畜産工場の動物たちだけではなく、地球全体を危険に陥れる悪影響です。

・畜産が及ぼす地球温暖化への影響

食用家畜を飼育することで発生する温暖化ガスの量は、二酸化炭素を排出する車両をすべて合わせた量よりも多い。言い換えれば「牛《カウズ》は車《カーズ》よりも悪い（Cows are worse than cars)」というのが国連の出した結論です（注・二〇〇六年の国連報告書より）。

実際に数字をあげて見てみましょう。人間が発生させている二酸化炭素全体の一〇％弱を畜産が占めています。メタンでは三七％、亜酸化窒素では六五％が畜産によるものです。

温室効果ガスとしては、メタンは二酸化炭素の二三倍強力ですし、亜酸化窒素にいたっては二九六倍も強力です。また酸性雨の主因のひとつであるアンモニアでは、人間由来のもののうち畜産が六四％を占めます。

産業革命期以来、二酸化炭素は人間が引き起こしている温室効果ガスの約半分を占めています。メタンと亜酸化窒素は三分の一を占めています。このメタンと亜酸化窒素は家畜の消化のプロセスで発生させるゲップや放屁《ほうひ》、および家畜堆肥から大気中に放出されます。

すべて合わせると、人間由来の温室効果ガスのうち、家畜から出る量は五分の一になります。ただし、この数字には、家畜を運送するために必要な膨大なインフラから発生する二酸化炭素は含まれていません（注）。

【注】家畜およびその副産物がもたらす温室効果ガスの年間放出量の数字は、二〇〇九年に「五分の一」から「二分の一以上」に大幅修正されている。

『ニュー・サイエンティスト』誌の報告によると、ハイブリッド車に乗ると一年で一トンの二酸化炭素を削減できます。これに対して、「プラントベースの食事」に切り替えれば、一・五トン削減できるのです。

最近ドイツで発表された研究結果によれば、動物性食品中心の食事をとることで出る温室効果ガスの発生量は「プラントベースの食事」の七倍以上に達します。

・森林破壊の元凶

二〇一一年現在、畜産業は地球表面の陸地面積の三割を使用しています。その大部分は牧草地にするために伐採された森林です。例えば、アマゾン地方で伐採された森林の七割近くが、牧草地として開発されています。

その結果、もともとエコシステムが破壊され、大気中ではただでさえ多すぎる二酸化炭素の量がさらに増えています。生きている樹木は二酸化炭素を吸収して蓄えますが、倒れてしまった樹木は二酸化炭素を排出するからです。

アマゾンではアメリカンフットボール用コート七つ分に相当する面積が、一分ごとに破壊されています。熱帯雨林地域で飼育された動物から作られるハンバーガー一個につき、五五平方フィート（約五平方メートル）の森林が破壊されています。

・無駄と汚物汚染の温床

畜産業はその本質からして非効率的であることが、こうした問題をさらに深刻なものにしているのです。畜殺するために家畜を飼育するのは、家畜に食べさせるその穀物を直接人間が食べることよりもはるかに効率が悪いわけです。

さまざまな研究によれば、動物性食品だけを食べている人間は、「プラントベースの食べ物」を自分で育てている人間に比べて、一人当たり一〇倍の広さの土地を必要とします。

一九九七年の米国上院農業委員会の報告によると、畜殺するために飼育される動物から出る排泄物（し尿）の量は、世界の全人口が出す量の一三〇倍にのぼります。人間の排泄物は衛生施設で化学的に処理されます。しかし動物から出る排泄物が処理されることはありません。通常それは土壌中にばらまかれ、大部分は地下水や河川に流れ込んで汚染しています。

・水資源の大規模汚染

水資源の使用からも、同様にさまざまな問題が生じています。米国環境保護庁（EPA）の試算によれば、牛肉一ポンド（約四五〇グラム）の加工には二五〇〇ガロン（約九五〇〇リットル）の水が必要です。大豆一ポンドでは二五〇ガロン（牛肉の一〇分の一）、小麦一ポンドでは二五ガロン（牛肉の一〇〇分の一）という数字と比べてみてください。

さらには水そのものの問題があります。家畜用飼料の栽培専用に使われている畑の大部分は、農薬と化学肥料でじゃぶじゃぶになっています。化学肥料は、牧草ができる限り早く育つようにするために使われます。

こうした化合物は分解されません。地下水に浸透し、河川や海洋に流れ込みます。水に入ると農薬や化学肥料は有毒な化合物の塊を生み出し、これが水中の酸素を枯渇させ、魚類をはじめとする生き物を殺します。

それだけではありません。家畜から排泄されるホルモンや抗生物質が、家畜のし尿と一緒に水資源を汚染します。

問題はまだあります。食料とするために動物を飼育するにはいったいどれくらいの量の水が必要なのでしょうか。

世界全体では、家畜の飼料とするために農作物を栽培するのに必要な水の量は、基本的な農作物栽培に必要な量の二〜五倍です。地球の真水資源は均等に分布しているわけではありません。

水資源への需要は増えており、二〇二五年には、水資源の不足した低地帯地域に、世界の総人口のうち六四%が暮らすことになる、と研究者たちは予測しています。

アメリカでは食料として消費される動物の飼育に使われる水の量は、全使用量の半分以上にのぼります。そしてアメリカ全土の真水資源の八割が農業に使われています。

これをまとめれば、食肉産業は他のすべての産業を合わせたよりもアメリカの水資源を汚染していることになります。ノースカロライナ大学の栄養学教授バリー・ポプキン博士は『内科学アーカイヴズ（Archives of Internal Medicine）』に発表した記事で、次のように述べています。

「アメリカにおいて、土壌流出量の五五％、農薬使用量の三七％、抗生物質消費量の五〇％、そして地表水への窒素とリンの排出量の三分の一が、家畜生産によるものである」

・漁業資源の枯渇

害を受けるのは水だけではありません。水中の生き物にも及びます。

漁業技術の進展と底引き網によって、世界中の漁獲高は大きく増加しました。そのために限界まで漁獲し尽くされたり、限界を超えて漁獲されたり、あるいは枯渇してしまったりした漁業資源は全体の七六％にもなっています。

食用に適する野生魚が消滅してしまったため、水産業は養殖に転換しています。しかし、ここでも餌が必要です。漁師たちは海洋の食物連鎖の下位のものまで獲るようになりました。養殖している食肉魚一尾当たり二〇尾の天然の魚を飼料として捕獲しています。

・絶滅危惧種の急増

姿を消しているのは魚ばかりではありません。現在世界中で数多くの動物種が消えており、そのスピードは大量絶滅といってもおかしくありません。生物が短期間に大量絶滅したことは過去五四億年の間に五回起きています。今起きていることの原因として真っ先にあげられるのは、居住環境の破壊・乱獲・狩猟・汚染、そして砂漠化です。鯨、狼、鮫《さめ》、虎、ピューマなどの肉食動物を組織的に絶滅させてきたために、食物連鎖全体が回復不能の影響を受けています。

地球の歴史において六回目の大量絶滅を、わたしたちは目の当たりにすることになるかもしれません。そうなれば今度は初めて人間が原因となります。

さまざまな研究によれば、現状の絶滅危機は、「急速で不自然な気象変動など、多様かつ不規則で猛烈な環境有害因子が原因である」とされています。

海棲生物の絶滅速度は史上かつてないほどの速さです。商品対象となる魚類をはじめとする海棲生物の数は二〇四八年までに壊滅する、と科学者たちは予測しています。

・深刻な土壌侵食

土壌侵食の原因としては、農業が飛び抜けて大きなものです。土壌侵食とは農業用化学物質と家畜から出る排泄物（し尿）が表土に混ざることですが、それはまた河川・貯水池・湖沼・海洋の汚染と沈殿を直接引き起こします。

国際食糧政策研究所（ＩＦＰＲＩ）の研究者たちによれば、世界の農業用地の約四割は深刻な侵食を受けています。畜産業は土壌侵食の原因の約五五％を占めています。

そして土壌の劣化の速度は、土壌が形成される速度の一〇～四〇倍ものスピードとなっています。一四〇年前、牛がアメリカの平原で支配的な存在になり始めてから、アメリカ西部の表土の半分以上がすでに失われています。

●あなたにもできること

二〇〇六年のシカゴ大学の研究によれば、平均的アメリカ人の食事はカロリーの四七％を動物性食品から摂取しています。この量を二酸化炭素排出量に換算すると、一年間に一人当たり二・五二トンになります。特に赤身肉を好んで食べる人、例えばカロリー全体の半分をステーキなどから摂取しているような人の二酸化炭素排出量の平均は三・五七トンです。

肉食をしている平均的アメリカ人が動物性食品からとるカロリーを四七％から全体の二五％に落とすと、二酸化炭素排出量は約一トン減ります。完全に「プラントベースの食事」に変えると、二酸化炭素排出量は二トン減ることになります。

アメリカ人全員が鶏肉の消費を一週間につき一回減らすだけでも、削減できる二酸化炭素の量は自動車五〇万台分に相当します。

つまりは、こういうことです。全米の国民が一日だけ、「プラントベースの食事」にするとしましょう。それによって節約できる資源の量は、次のようなものになります（ニューヨーク大学ポリテクニック研究所の物理学者、ノアム・モールによるいくつもの研究報告から抜粋)。

- 飲料水一〇〇〇億ガロン(約三八〇〇億リットル)の節約。ニューイングランドの全世帯の消費量の約四か月分が節約できます。
- 穀物一五億ポンド(約六八万トン)の節約。これはニューメキシコ州の全住民を一年間養える量です。
- ガソリン七〇〇〇万ガロン(約二億六五〇〇万リットル)の節約。これはカナダとメキシコの車全部をカバーできる量です。
- 抗生物質三三トンの節約。

一方で、これによって次のような環境への損傷を防ぐことができます。

- 二酸化炭素の排出量が一二〇万トン減少できます。
- 土壌侵食が三〇〇万トン減ります。
- 動物からの排泄物が四五〇万トン少なくなります。
- アンモニアの排出量が七トン減少できます。

全世界で家畜のために消費される穀物の量は七億五六〇〇万トンになります。プリンストン大学の応用倫理学者ピーター・シンガー博士によれば、これだけあれば極貧状態の人々一四億人に一日約三ポンド（約一・四キロ）の穀物を供給できます。

一日三ポンドというのは生存に必要なぎりぎりの量の二倍です。この数字には家畜が消費する大豆の年間生産量二億二五〇〇万トンは含まれていません。

シンガー博士は著書『あなたが救える命（The Life You Can Save)』の中で述べています。

「世界は食糧に不足してはいない。問題は私たちの側にある。農産物を食べて消費される量の四〜五倍の量を消費する方法を、比較的裕福な者が見つけてしまったことが問題なのだ」

アルバート・アインシュタインの言葉がすべてを語っています。

「人類の健康を増進し、地球上で生命が生き残るチャンスを増やそうというのなら、私たちが進化してベジタリアンになることほど貢献できるものはない」

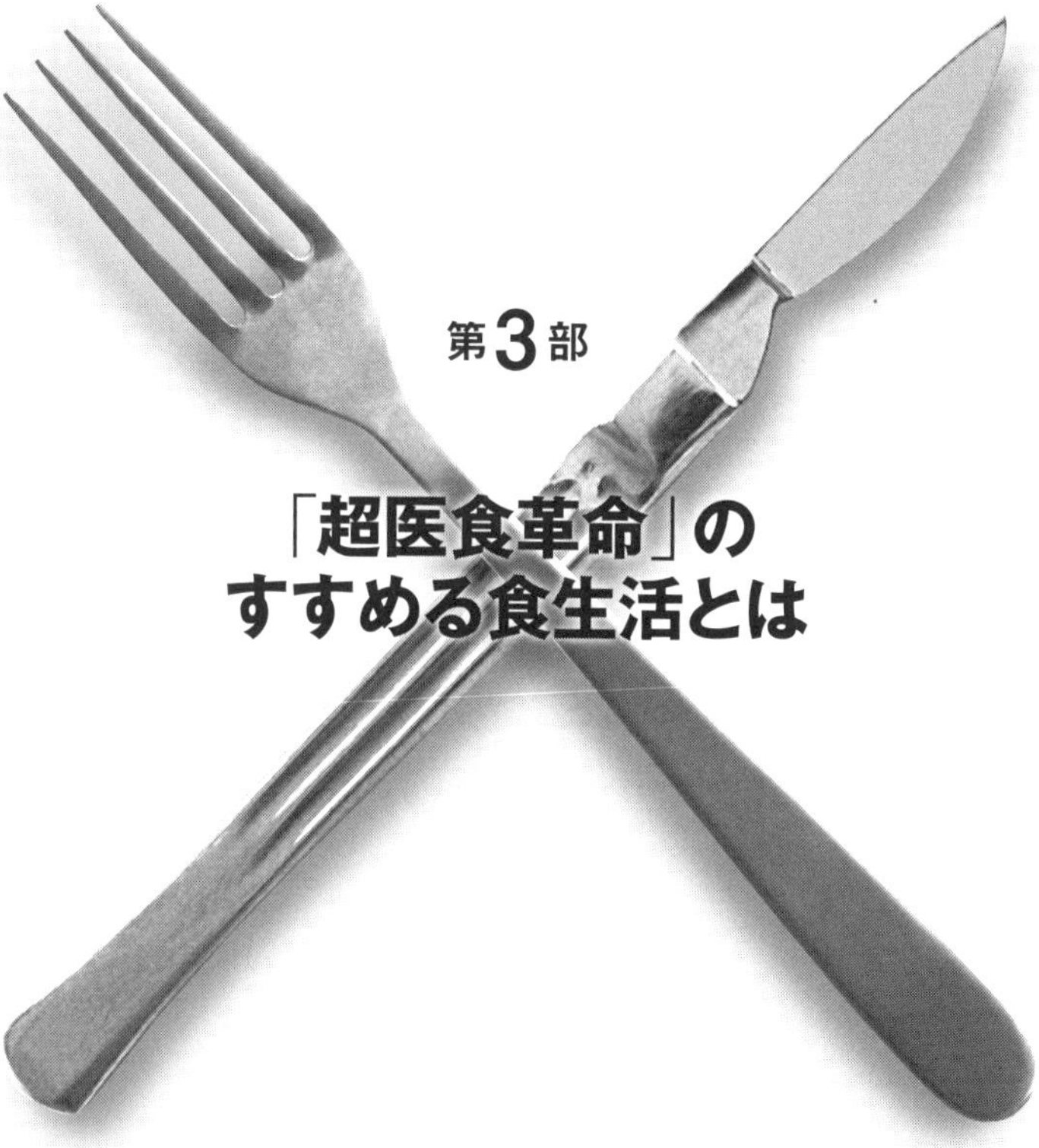

第3部

「超医食革命」のすすめる食生活とは

第7章　食べ物を「薬」とし、薬を「食べ物」に変える

●栄養成分表示にだまされない

　ここまでお読みいただいて、「プラントベースでホールフードの食事」を続けることのメリットがおわかりいただけたことと思います。では次に、そうした食生活を始めるにあたっての心得について述べていくことにしましょう。

　ここでは、栄養のとり方についてさらに知識を深め、賢い買い物をして、食材をそろえるためのコツを押さえておきます。健康的な「プラントベースの食生活」へと無理なく楽しく変えていくための参考にしてください。

誰もがホールフードの食べ物を食べているような理想の社会であれば、プラスチックのパッケージに印刷されている「成分表示」などは、全然必要ありません。食べ物の中に含まれているものを示す「成分表示」の長ったらしいリストも必要ありません。しかし、現実の社会では、私たちの食べている食品と「成分表示」とは深く関わりがあるので注意が必要です。

この「成分表示」は、中にはきちんと書かれたものもありますが、大部分はひどいものですし、全く「謎」としか思えないものもあります。とても食べ物には見えない、どこかの実験室で混ぜ合わされたもののような名前の、見慣れない化合物だったりします。

一方、現実の社会では、ホールフードの健康食品を長年食べていると思っている人でも、その食品は複数の素材からできていて、したがって、ある程度は加工された食品を食べていることがあります。その中には、今述べた「謎の材料」が使われているものもあります。

食品のパッケージに記された情報のうち、最も大事なものが「成分表示」です。そこには含有量の多いものから順に、人間の体内に入るものがほとんどリストアップされています。

しかし、ここで気をつけなければならないことは、表示のごまかしです。例えば、メーカーがよくやる手段として、ある物質の含まれる量が、実際の量よりも少なく見えるように、**成分表を操作することがあります。**

これがいちばん頻繁に使われるのは**糖分**です。「成分分割」と一般に呼ばれる手法で、メーカーは甘味料として複数のものを使うのです。たとえば蔗糖《しょとう》、コーンシロップ、甜菜糖《てんさいとう》、果糖などです。

そうすると本来リストのいちばん上にこなければならないはずの成分（つまり、大量の糖分）が、分割されることによって成分表の下のほうになり、より健康的に見える成分がトップにきます。

これと並んで、思いもかけないものが出てくることがあります。ホールフードで健康的に思えるものが、そうでないこともあります。例えば、どの食品にナトリウムが多く含まれ、どの食品には少ないのか。すでによくご存じかもしれませんが、ここでもう一度よく確かめてみてください。一見無害そうに思われる野菜スープの缶詰に、一日の塩分摂取量の半分もの量が含まれていることもあるのです。

望ましくない食品が思わぬところにひょいと顔を出すこともあります。とうてい含まれていそうにない製品に乳製品が含まれていることも少なくありません。

ポテトチップ、コーンフレーク、トマトソースなどの非乳製品にも実は乳製品が含まれています。「乳製品フリー（含まず）」を謳っているチーズにも、実際には牛乳から作られた成分が含まれています。乳製品はそれとはわからないような呼び名で成分表に出てくるケースが多々あります。

少しだけ例をあげれば、カゼイン、ホエー（乳精）、ホエー・タンパク質、アルブミン、カゼイン塩、カゼイン・ナトリウム、ラクトース（乳糖）、乳酸、凝乳（レンネット）、凝乳酵素（レンニン）などです。

もうひとつ、一回分の使用量にも注意してください。消費者をあざむいて自社の製品を買わせようとするメーカーの手口のひとつに、容器に書いてある一回分の使用量を減らすことで、カロリーと脂肪を少なく見せることがあります。

例えば、たいていの家庭に置いてあって「脂肪ゼロ」と表示されているにもかかわらず、実は「一〇〇%脂肪の塊」という製品があります。クッキングオイルスプレー（調理オイルを霧状にするスプレー）です。

クッキングオイルスプレーが一〇〇%脂肪の塊なのに「脂肪ゼロ」を謳うことができるのはなぜでしょうか。米国食品医薬品局（FDA）の定めるところによれば、一回分の使用量の脂肪が〇・五グラム以下の場合、「脂肪ゼロ」と称してもよいことになっているからです。

クッキングオイルスプレーの一回分の使用量はほんのちょっと、一噴きだけです。脂肪の量が〇・五グラムよりずっと少ないことは確かです。ところがたいていの料理では一回噴きかけるだけではすみません。クッキングオイルスプレーは「脂肪ゼロ」と表示されてはいますが、「脂肪の塊であることには違いない」ということだけは覚えておいてください。

もちろんこうした食品表示に惑わされないために、ホールフードだけを食べることもひとつの対処法です。ブロッコリー、キャベツ、バナナ、オート麦（オーツ、燕《えん》麦《ばく》）、レンズ豆をはじめとする、丸のまま食べる食品には成分表示など必要ありません。もっとも、そういうものにも成分表示がついていれば、それはまたすばらしいものでしょう。

●植物性食品と動物性食品のデータ表示を比べてみる

古代ギリシャの偉大な医師、ヒポクラテスは言っています。

――食べ物を「薬」としなさい。そして、薬は「食べ物」に変えなさい。

さて、食品が実際に薬品と同じ規制を受けたら、と想像してみましょう。ある製品に対して、「深刻な生命にかかわるような結果をもたらすリスクがある」と医学上明確に認められた場合、製薬業界が守らなければならないのと同じ規則を、食品メーカーも守らなければならないとなると、どうなるでしょうか。その点をぜひ考えてみてください。

木の実、豆類、ネギ類（タマネギ、ニンニクなど）、野菜、果物、穀物などの入った袋に貼られたラベルは次のようなものになるでしょう。

●食品データ①（生の植物性食品の場合）

【有効成分】

繊維および必須栄養素（植物性タンパク質、ビタミン、ミネラル、ファイトケミカル〈カロテノイド、フラボノイド、テルペン、ステロール、インドール、フェノール等〉、および一部のガンに効果があることが実験によって明らかになっている抗酸化物質）。

【摂取上の注意】

木の実、豆類（ピーナッツおよび大豆）、小麦、ライ麦、大麦（タンパク質合成物質のグルテンを含む）にアレルギー反応のある方はお控えください。

【効能】

健康増進。この食品に含まれる成分は、ガン、心臓病、脳梗塞、肥満、糖尿病、高血圧、便秘、骨粗鬆症、そのほか食事が原因の慢性疾患に罹患《りかん》するリスクを減らす可能性があります。

【用法】

年齢にかかわらず摂取可。一日三回から五回、生のままか、あるいは調理して摂取してください。

【保存上の注意】

室温または冷蔵庫で数日から数週間の保存が可能です。

【補助成分】

果皮、外皮など。これらは微生物の働きによって分解される物質ですので、ご安心ください。

一方、**肉、魚、乳製品**のパッケージには、詳細で長い警告文が書かれたラベルが貼られることになるでしょう。例えば、こんな具合です。

●食品データ②（動物性食品の場合）

【有効成分】

必須栄養素（タンパク質、ビタミン、ミネラル、必須脂肪酸を含みます）。

【摂取上の注意】

（ⅰ）牛乳、乳製品、卵、魚、甲殻類にアレルギーのある方はお控えください。

（ⅱ）心臓血管疾患、ガン、糖尿病、アルツハイマー病、高血圧症、肥満、骨粗鬆症の症状のある方、また妊娠中の方や授乳中の方は摂取前に医師への相談が必要です。

（ⅲ）動物性食品を媒体とする病原体全種を含有していますので、ご注意ください。以下のものを含みます。

・バクテリア——サルモネラ菌、ウェルシュ菌（食中毒菌）、カンピロバクター（食中毒菌）、黄色ブドウ状球菌（食中毒菌）、セレウス菌（食中毒菌）、赤痢菌、病原性大腸菌O１５７、腸炎エルシニア（食中毒菌）、その他。

・寄生虫——寄生原虫、回虫、サナダムシ。

・プリオン――折りたたみ構造が異常なタンパク質であるプリオンは、クロイツフェルトヤコブ病、または変異型クロイツフェルトヤコブ病の原因となる可能性があります。

・ウイルス――ロタウイルス、アストロウイルス、牛白血病ウイルス。

(iv) 砒素《ひそ》、農薬、水銀、クロム、ポリ臭化ジフェニルエーテル（PBDE）、ダイオキシンなどの化学物質、および関連化合物が含まれる場合があります。

肉および肉製品には畜殺の際の廃棄物（注・胃、腸、耳、脚、目、頭など）、抗生物質、合成成長ホルモン、動物用薬剤残留物、尿酸、アドレナリン、コレステロール、汚物が含まれる場合があります。魚、甲殻類には強い海洋性生体毒素が含まれる場合があります。

(v) 動物組織に含まれる有害化合物をはじめとする病原因子は動物の脂肪組織に蓄積されます。

このため動物が餌からとり込む病原因子の量は少量であっても肉（魚を含む）、牛乳、チーズ、卵などの食品には有害なレベルにまで凝縮されて含まれている可能性があります。

大型魚類は寿命がより長く、すでに水銀を蓄積している小型魚類を食べているため、鮪などの大型魚類に蓄積される水銀の量は小型魚類のものより多くなります。

人間のダイオキシンへの暴露の主要経路はダイオキシンが蓄積されている動物脂肪の摂取によります。人間がこれら動物性食品を摂取すると、ダイオキシンは人間の体でさらに蓄積されていきます。

女性は前記毒素を胎盤を通じて胎児へ、母乳を通じて乳児へ運ぶ可能性があります。

(vi)

その他、心臓病、ガン、肥満、鉄欠乏症、喘息、先天的欠損症、耳感染症、腹痛、腫れ物、下痢、痛風、高コレステロール血症、狭心症、高血圧症、前立腺疾患、多発性硬化症、腎臓結石、白内障、骨粗鬆症、糖尿病（1型および2型）、関節リウマチ、黄斑変性症、ニキビなどの皮膚疾患、偏頭痛、狼瘡《ろうそう》、鬱《うつ》病、アルツハイマー病、筋ジストロフィー、パーキンソン病、認知障碍《しょうがい》、ED（勃起不全）、過敏性腸症候群、体臭、口臭などのリスクが高まる場合があります。

(vii) 公衆衛生上、遺伝的に近似の動物を狭い室内で大量に飼育することは、人獣共通病原体への適応を促進し、動物が病原体への抵抗力を発達させることを妨げるというリスクを生じます。新たに認められた対人病原体の約七三％は動物から人間に伝染しています。畜産場や食べ物から人間へ伝染する多剤耐性病原体（鳥インフルエンザＨ５Ｎ１、豚インフルエンザなど）は、生物医学、公衆衛生、生物防衛上の脅威となっています。

アメリカにおいて畜産動物からの排泄物量は人間の三倍に達し、これが水、土壌、農作物、植生、大気を汚染しています。

国連による報告書では、畜産業が地球温暖化物質排出源として最大のもののひとつとされています。

動物性食品の消費によって生じる公的リスク（伝染病、広範囲汚染、地球温暖化、エネルギー・水・食糧の不足）は、個人の健康へのリスクを上回る可能性を有します。

【効能】

飢餓の防止。なお、植物からより良い形で摂取できないような栄養素の中で、動物性食品からでしか摂取できない栄養素はありません。動物性食品のみに依存することは栄養失調を起こす場合があります。

【用法】

医師または健康に関する専門家とご相談のうえご使用ください。

- 動物性食品に接触した場合、手を洗ってください。調理用具、食器および調理に使用したもので動物性食品と接触したものは、接触個所を洗浄してください。適切に調理されるまで、幼児の手の届かないところに保存しておいてください。
- 一年間にアメリカ人の約六人に一人が食事を原因とする病気に罹患しています。調理の前後で適切な保存温度および保存可能期間限度を守ってください。肉の調理は内部温度が華氏一六五度（摂氏約七三・九度）以上になるようにしてくださ い。牛海綿状脳症（ＢＳＥ）感染が疑われる牛肉は廃棄してください。この病原体は調理では殺菌できません。
- なお、牛海綿状脳症感染に関しては発見できない可能性もあります。ハンバーガー一個には数百頭の動物の肉が含まれている場合があるからです。また米国農務省はアメリカ国内でのBSEの民間機関による検査を禁じているためでもあります。

・プリオン（一五一ページ参照）の先駆物質であるプリオン・タンパク質が低温殺菌牛乳から発見されています。このことはBSEを含む伝染性海綿状脳症（TSE）にさらされるリスクの可能性を示しています。

・動物組織を加熱調理する際には、既知の発ガン物質が生成される可能性があります。

・動物の肉に含まれる病原体が発症させる食中毒を防止するため、肉は十分に加熱する必要があります。同時に過剰な発ガン物質が生成される温度まで加熱しないようにする必要もあります。

【保存上の注意】

大部分の肉は華氏三七度（摂氏約二・八度）で二〜三日間保存可能です。海産物は一日、牛乳は三〜五日間、卵（殻に入った状態で）は二〜三週間保存可能です。いずれもしっかり密封し、過度の湿気を防いでください。ただし、これは一般的なガイドラインにすぎませんので、そのほかのトラブルにもご注意ください。

【補助成分】

抗凝血剤、抗菌物質、酸化防止剤、結合剤、着色料、治癒促進剤、剥皮剤、被膜剤、調味料、包装素材、ペーハー調整剤、家禽熱処理剤、食肉軟化剤などが含まれていますので、副作用にご注意ください。

第8章「プラントベースの食べ物」をきちんと知る

●何を食べればいいのか

食習慣を変えると、食べられるものには目がいかずに、食べられないものばかりに目がいきがちになりますが、本書のスタイルに変えれば、たくさんのすばらしい食べ物が食卓を飾るようになります。以下に掲げるのは、その大まかなリストです。

ここにリストアップしたのは、一般的におすすめしているものにすぎません。「プラントベースでホールフード食」の世界を探究すればするほど、それまで聞いたこともなかったおいしい食べ物に出会うはずです。

カルドン（キク科。アーティチョークの野生種）、チャイニーズブロッコリー、レンコン、トマティーヨ（オオブドウホオズキ）などの野菜。

スターフルーツ（ゴレンシ）、チェリモヤ（アイスクリームツリー）、リュウガン（竜眼）、マンゴスチン、モンスター、サポーテ（サポジラ）などのトロピカルフルーツがその一例です。

これらはそのうち、自分から友人にすすめるようになるでしょう。やがて「大好物」と言ってすすめたくなる食べ物が、今はまだその存在すら知らないこともありうるのです。

・自由に食べていい食べ物（注・この項、日本の読者に向けての食材を加えています）

▼果物と野菜

[果物] リンゴ、アンズ、バナナ、ベリー類、柑橘類、デーツ、イチジク類、ブドウ、マンゴー、スイカ、メロン、モモ、梨、パイナップル、スモモ、ザクロ、柿など。

[野菜] アスパラガス、ニンジン、セロリ、キュウリ、ネギ類、パプリカ、カボ

チャ、サツマイモ、トマト、ウリ類（分類上は果物ですが、ここでは野菜として扱います）、ナス、オクラ、ウド、ミョウガなど。

［アブラナ科の野菜］小松菜、ナバナ、菜の花、チンゲンサイ、ターサイ、ケール、コラードグリーン、ミズナ、野沢菜、高菜、からし菜、パクチョイ、ブロッコリー、芽キャベツ、キャベツ、カリフラワー、ラディッシュ、スイスチャード（フダンソウ）、大根、カブ、ルッコラ、クレソンなど。

［葉物］アブラナ科の野菜の中の葉物野菜のほかに、ビートの葉、レタス、パセリ、ホウレンソウなど。

［スプラウト（発芽野菜）］アズキ、アルファルファ、ブロッコリー、緑豆《りょくとう》、大豆、レンズ豆、ヒマワリの種、キヌア、そばの実（そば米）など。

［根茎］サツマイモ、ジャガイモ、サトイモ、長イモ、イチョウイモ、ヤマトイモ、自然薯、パースニップなど。

▼キノコ類
クレミニ、ポートベロ、椎茸、その他のキノコ類。

▼豆類
アズキ、インゲン豆、ソラ豆、大豆、ヒヨコ豆、レンズ豆、エンドウ豆など。

▼全粒穀物
アマランサス、大麦、小麦、ライ麦、そばの実（そば米）、キビ、アワ、ヒエ、オート麦、キヌア、米、トウモロコシなど。

・少量なら食べてもいい食べ物（注）

▼アボカド
▼ココナッツ
▼ドライフルーツ
▼木の実、種子
▼オリーブ

【注】なおエセルスティン博士は、心臓病の人にはこれらの食品を控えるよう指導し

ています（ドライフルーツは除く）。

・少量なら食べてもいい軽加工食品、インスタント食品、冷凍食品

▼パスタ・ソース（脂肪がゼロか、ごく少量のソースを選びましょう）

▼植物性のミルク（大豆、米、オート麦、麻、アーモンドのような木の実から作るナッツミルクなど）

▼脂肪ゼロのドレッシング（甘味料の最も少ないものを選びましょう）

▼ホールフードで作るスープ（缶詰や粉末もあります。マクドゥーガル博士の塩分控えめのスープ製品は特におすすめです）

▼全粒粉のパン、パンケーキ・ミックス、クラッカー（全粒粉ベーグル、シリアル、マフィン、パンケーキ、パスタ、ピタブレッド、ピザ生地、ワッフルなどです。脂肪、砂糖など、望ましくない成分が入っていないか、気をつけてください）

・ビタミンC、カリウム、カルシウムが多くとれる食材

「カルシウムは骨にいい」「ビタミンCをとると風邪をひかない」といった健康スローガンが、毎日のように目や耳に入ってきます。こうしたスローガンのおかげで、個々の栄養素への関心があおられたり、ビタミンやミネラルがほかのものよりも多いらしい特定の食品に人々が殺到したりします。

しかし、こういうやり方は人々を誤った方向に導くものです。というのも、二、三の栄養素だけを摂取したり、鉄やカリウムをより多く含んでいるからといって、同じ食べ物ばかりを食べるというやり方では、最良の健康は得られないからです。

それどころか、挫折感や苛立ちを覚える人もたくさんいます。ある食べ物をたくさん食べたり、逆に食べないようにしたり、またある種の栄養素をたくさんとったりしても、体重が目に見えて減ることもなければ、体調が著しく良くなることもないからです。

そもそもこうした挫折感や苛立ちが生まれるのは、「健康は、健康的な食習慣を身につける努力をすることによってしか手にすることはできない」ということを理解していないからです。**健康的な食習慣とは「プラントベースで、低脂肪のホールフー**

ド」を食べ続けることです。

ですから**特定のビタミンをたくさんとるために特定の食べ物ばかりを食べる必要はありません。**そのかわり、**さまざまな果物、野菜、豆、全粒穀物を幅広く食べる**ようにしましょう。

●食習慣を改善するために

食事の習慣を変えるにはそれなりに気持ちを集中して取り組む姿勢が必要となります。「プラントベースの食事」という未知の世界に足を踏み入れるためにも、そして単純に肉と乳製品の量を減らして「プラントベースの食べ物」を増やすためにも、あるいは加工油脂をとらないように気をつけるためにも、時間とエネルギーが必要です。

ニール・バーナード博士は著書『二一日間で体重を減らすきっかけづくり(21-Day Weight Loss Kickstart)』の中で、「プラントベースの食事」に切り替えるための面白い方法を紹介しています。

まず、いちばんの好物である料理のリストを作ることから始めます。そしてそのリストを見ながら、一部をほんのちょっと変えてみるのです。

例えば、トーストでしたらバターのかわりに砂糖を使わないジャムにする。オートミールもバターを使わずにブルーベリーを加えてみる。パンケーキもバターなしにする。

その一方で、バッター料理の生地（注・小麦粉と卵と牛乳をこねたもの＝batter）には全粒粉の小麦粉を使うのです。

・朝食はこうして変える

全粒粉のシリアルに組み合わせる飲み物として、豆乳などの「プラントベースの乳製品」もたくさんあります。けれども「朝はトーストやシリアル」といった昔ながらの習慣に縛られる必要もありません。
朝の**スムージー**（注・野菜や果物をミキサーやブレンダーで混ぜ合わせたもの。二三二ページ参照）はたいへんおいしいですし、ほとんどどんな材料からでも作れます。

前の晩の残り物で一日を始めるのもオツなものです。アジア文化圏では朝にスープを飲むところがたくさんあります（注・日本の場合のみそ汁など）。試してみてはいかがでしょう。

・おいしい料理はこうして作る

おいしそうな匂いや味は、たいてい動物性食品からのものだと思われていますが、タマネギ、ニンニク、キノコなどの野菜やハーブなどから生まれているケースが実はかなりあるのです。どちらかといえばそちらのほうが多いくらいです。

炒めるときに油やバターを使わずに味を出すには、野菜のだし汁、水、レモン汁などを使ってみてください。穀物を調理するときには、タマネギ、ニンジン、セロリを刻んだものを加えてみましょう。キャセロールやシチューのように時間をかけて調理すれば、深みのある味付けが容易にできます。

・ソースとドレッシングはこうして作る

キノコを使うと、それはそれはおいしいグレイビーソースが作れます。穀物やベークドポテトにかけるソースとしては、スープも使えます。サラダ用ドレッシングのレシピの可能性は無限にあります。

油を使わずにドレッシングを濃くしたければ、オレンジやグレープフルーツなどの生の果物をピューレにして使ってみてください（注）。

【注】木の実や種子類、アボカドをベースにすると、ずっとコクが出ます。ただし、心臓病の人は避けること。

・クリーミーなスープはこうして作る

スープを作ったら、その一部をブレンダーにかけてピューレ状にし、鍋に戻すと、クリーミーなスープになります。ねっとりとした状態になると、味わいも増します。

・スナックやデザートはこうして常備しておく

『フォークス・オーバー・ナイブズ』関連レシピには、おいしいスナックやデザートがたくさんありますが、たとえレシピに頼らなくても、シンプルな食べ物だけで立派なスナックやデザートになることを忘れないでください。

甘いものが欲しくてどうにもならないときや、午後一息入れるときには、新鮮な果物を食べましょう。野菜を適当なサイズに切ったものも冷蔵庫に常備しておきましょう。

油を使わないホムス（注）やクラッカーを常備しておくのもおすすめです。

車に乗るとき、仕事に行くとき、出かけるときなどに、これらのスナックを持って行けます。

【注】ゆでたヒヨコ豆をペースト状にし、レモン汁、ニンニク、クミン（粉末）、赤パプリカ、パセリまたはコリアンダーの葉などを加えた、中近東風ディップ。一般的にはタヒニ（練りゴマ）やオリーブオイルなども使うが、油は使わないほうがヘルシー。心臓病の方はタヒニも控える。

●おいしい料理はキッチンのチェックから

次に掲載するのは、おいしくて健康的な「プラントベースの食事」を簡単に実現させてくれるのに役立つ道具です。

▼ブレンダー（ミキサー）

スムージーを作ったり、液状の素材を混ぜ合わせたりするのに便利です。ケールなどの緑葉野菜の中には堅いものもあるので、米国製の「ブレンドテック（Blendtec）」や「バイタミックス（VitaMix）」のようなモーターの強力なものを検討してみてください。

▼シトラスリーマー（citrus reamer＝柑橘用搾り器）

柑橘類の生ジュースを作りたいときに、大変便利です。

▼水きり

蒸した野菜の水けをきるときや、ベリー類や豆類を水洗いするのに最適です。

▼クッキングシート（オーブンの天板用）

ヘルシーな全粒粉クッキーを焼くためのもの。

▼冷却台

焼いたものを冷ますためのもの。

▼電気鍋またはスロークッカー

スープ、シチュー、キャセロールを作る偉大な発明です。材料を切って全部放り込んでスイッチを入れ、あとは放っておくだけです。

▼カッティングボード（まな板）

木製でもプラスチック製でも、お好みのものをどうぞ。「プラントベースの食事」では、生の肉や魚などの細菌が、まな板を介してプラントベースの食べ物に移る心配は全くありません。

▼フードプロセッサー

ディップ、ドレッシング、スプレッド（塗りもの）、ソース、そのほかねっとりとした薬味を作るには欠かせません。

▼ガラスボウル

ベーキングやマリネなどの材料を混ぜ合わせるのに用います。蓋付きのものなら保存用にも使えます。

▼蓋付きのガラス製キャニスター（密閉容器）

小麦粉や乾燥豆など、何でも保存できます。

▼ハンドブレンダー

クリーミーなスープを作ったり、熱い液体を混ぜ合わせるのに便利です。材料を鍋の中でブレンドできます。熱いスープを鍋からふつうのブレンダーに移す手間も省けますし、やけどの心配もなく、より安全です。

▼包丁

切れ味の良い包丁が一本あれば十分です。よく研《と》いでおいてください。そのうえ小型のナイフやノコギリ歯状の短いナイフがあれば申し分ありません。アボカドやマンゴーなど、切るのにちょっとコツが要るものには便利です。

▼マンドリンカッター（野菜スライサー）

野菜をスライスするのにあると便利な道具です。厚みや切り方の違う刃を交換できるタイプが一般的です。

▼計量カップとスプーン

四分の一、三分の一、二分の一の計量カップ、二カップまたは四カップ用のガラス製計量カップ、それに液体を注ぐときの注ぎ口付き一カップ用ガラス製計量カップ（注・日本製計量カップの容積は二〇〇ミリリットルだが、米国製は約二四〇ミリリットル）。

小さじ（それぞれ一、二分の一、四分の一）、それに大さじ。

▼混ぜ合わせるための用品

サイズの違う泡立て器など。

▼パーチメントペーパー（parchment paper＝クッキングシート）

脂肪抜きのブラウニーやクッキーを作りたくなったときのために。

▼ピザストーン、木製ピザピール、ピザカッター（注）

プラントベースでチーズ抜きのおいしいピザを焼くためのもの。

【注】ピザストーンはピザを載せて焼くための板状の器具。ピザピールはピザをオーブンや窯《かま》から取り出すときに用いるヘラ。

▼鍋とフライパン

パン、玄米、スープ用から、炒め物、揚げ物用まで、各種サイズをそろえておくといいでしょう。一、二、四、八の各クォートの蓋付き鍋（一クォート＝約〇・九五リットル〈米国での液量単位〉）、三〇センチの蓋付きフライパン、二三センチの四角いケーキ型、二三センチ×三三センチの焼型、それに二三センチ×一三センチのローフパン（ミートローフ用の型）。

▼炊飯器

穀物を料理するのに最適です。玄米、キヌア、大麦などを適切な量の水と一緒に入れてスイッチを入れ、あとはジョギングするなりドライブに行くなりしても大丈夫。帰宅したらできています。

▼麺棒

全粒粉のピザやヘルシーなクッキーの生地を延ばすためのもの。

▼ハサミ

これは実は想像以上に便利な道具なのです。豆腐の包みを開いたり、コリアンダーの葉を切ったり、缶（瓶）詰の皮むきホールトマトを切ったり（缶や瓶の中で切ったり、あるいは鍋に移してから切る）、さまざまな用途に活用できます。包丁と一緒に食器洗い器で洗えます。

▼ヘラ

ストレートのもの、柄《え》に角度がついたもの、ゴム製のスクレーパー（はがしヘラ）の三つはぜひともそろえておいてください。

▼スパイスラック（調味料用のラック）

甘さや香りを出すためのものを含め、さまざまなスパイスやハーブをそろえておくのが理想です。

▼おたま

穴あきのもの、木製のもの、丈夫な金属製のもの、スープ用などです。

▼蒸し器

野菜の料理法としては蒸すのがベストです。

▼ピーラー（皮むき）

ジャガイモや栗カボチャなど、皮をむくのがとても楽になります。せん切り、波切り、スライスなどができる交換用の刃がついているタイプもあります。

▼泡立て器

材料を混ぜ合わせたり、自家製ドレッシングを泡立てるのに使います。

第9章「超医食革命」を推奨する声（パート2）

推奨6　ジーン・バウアー
（全米一の家畜動物愛護団体「ファーム・サンクチュアリ」創設者の一人）

推奨7　ジョン・A・マクドゥーガル（医学博士）

推奨8　ニール・バーナード（医学博士）

推奨9　ダグ・ライル（医学博士）

推奨10　リップ・エセルスティン（元消防士）

Gene Baur 推奨6

ジーン・バウアー
（全米一の家畜動物愛護団体「ファーム・サンクチュアリ」創設者の一人）
——サンクチュアリ（保護農場）にやってきた人は、帰るときには別の心を持った人になっています。

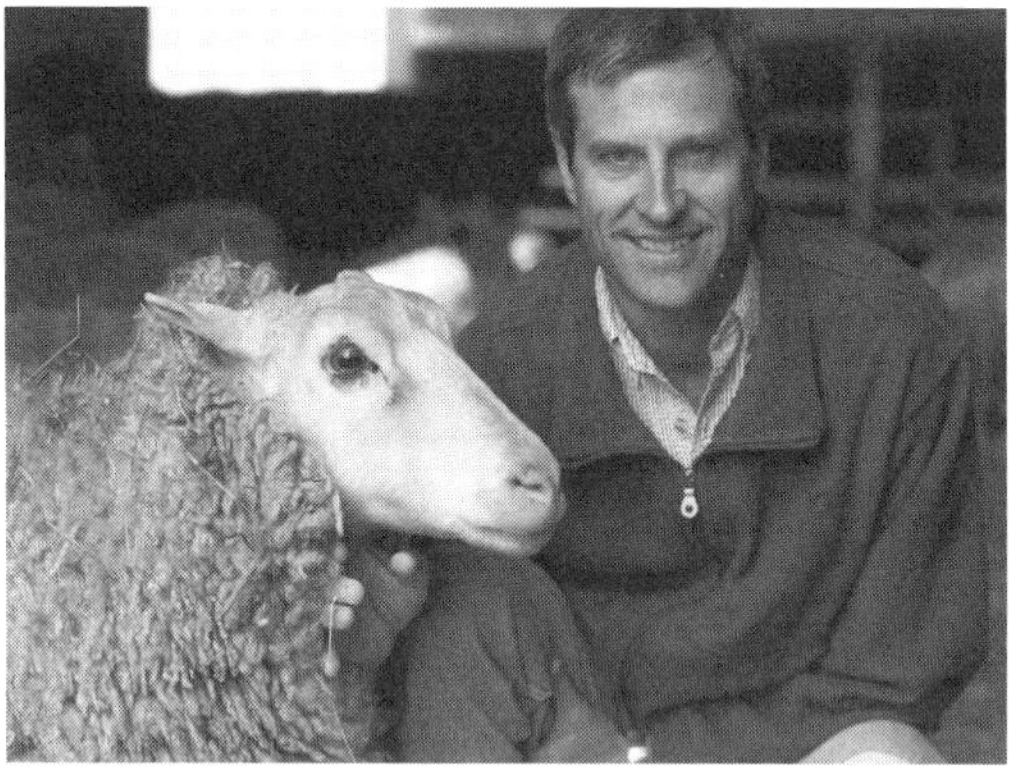

ロサンゼルス生まれのジーン・バウアー氏（写真）は一九八五年にカリフォルニア大学ノースリッジ校を卒業し、コーネル大学で農業経済学の修士を獲得しています。

アメリカの家畜保護組織として筆頭にあげられる「ファーム・サンクチュアリ（保護農場・保護区の意）」の創設者の一人で、現在も会長を務めるジーンは、ベストセラーとなった『ファーム・サンクチュアリ——動物と食べ物についての考え方と感じ方を変えよう（Changing Hearts and Minds about Animals and Food)』の著者でもあります。

何百か所もの畜産農家、家畜飼育場、畜殺場を写真とビデオで記録し、家畜産業の現場での残虐行為を数限りなく暴露してきました。その仕事は大手のニュース・メディアにもこぞってとりあげられています。

バウアー氏はまた、家畜に対する残虐行為を防止するための法案提出にも協力しています。地方自治体や州、連邦の各レベルの立法機関や法廷で証言してきました。畜殺現場での残酷な手法を禁止するアメリカで最初の法律を議会が通すことに重要な役割を果たしています。

家畜動物の妊娠期間中、仕切りに閉じ込めることを禁止したフロリダ州法や、食肉用子牛や妊娠した家畜を仕切りに閉じ込めることを禁止したアリゾナ州法、フォアグラの生産を禁止したカリフォルニア州法が代表的な例です。

バウアー氏は若い頃から人助けが好きでした。

両親は非常に保守的なカトリックで、私はカトリックの倫理観をさんざん叩き込まれて育ちました。その全部が残っているわけではありませんが、基本的なも

の、例えば「汝、殺すなかれ」などは大切なものだ、と今でも思っています。その価値観が、高校時代に出会ったフォーク・ミュージックによって増幅され、今の私を作っています。

高校生だったバウアー氏は、小児科病院で死期の迫った子供たちとともに過ごすボランティア活動を行ないました。大学では心に障碍《しょうがい》を抱えた青年男女のための活動に従事し、のちに環境保護団体や公益保護組織でも活動しました。

やがて氏は、まだ生まれて間もなかった、家畜を倫理的に扱うことを推進する活動に関わり、当時の夫人とともに家畜動物の愛護団体「ファーム・サンクチュアリ」を立ち上げたのです。

一九八〇年代半ばには、それが私にとって何よりも大切なテーマになっていました。その頃にはまだ世間的にあまり広い関心を集めていなかったですね。

長い間にわたり、私は悲惨な現場を目にしてきました。動物に対して異常なまでに残酷になる人たちがいるのです。まるで怪物のように残忍になってしまう人たちです。

ある家畜飼育場では電気刺激棒で牝牛たちを囲いに追い込んでいる男たちがいました。するとその中の一人が牝牛の性器に電気ショックを与えていたんです。ただ面白いからというだけの理由で、わざわざ痛みを与えていたんです。

ああいうことを目にするのは何よりもぞっとします。畜産業にたずさわる人たちが全くのサディストになってしまうんです。そういう場所で働いている人たちには動物たちの顔が見えません。彼らにとってはただの肉の塊なのです。畜殺場の人たちは殺すことに慣れてしまい、動物への暴力が当たり前のことになってしまっています。

でも、悪いことばかりでもありません。私たちがニューヨーク州ワトキンス・グレンに最初のサンクチュアリを開いたとき、お向かいは毛皮業者でした。私たちはいい気持ちではありませんでしたが、いつも仲良くして、私たちのイベントにはその業者を招待していました。二、三年たったある日、その業者がやって来て、「もうこういう形で動物を殺すことは嫌になったよ」と言って、毛皮ビジネスをやめたのです。

そういうこともありますし、この仕事にはやりがいがあります。サンクチュアリにやって来た人は、帰るときには別の心を持った人になっています。人間は食べたものでできていることを思い知らされるのです。

肉を食べることは、動物たちの悲しみを食べることです。食用のために育てられた動物たちは、生まれてから死ぬまで絶望的なほどの悲惨な状態にあります。動物は無慈悲なやり方で殺され、肉を食べる人たちはそうして殺された動物の肉を食します。無慈悲な暴力と悲惨さの産物である食べ物がそれを食べる人間にとって良いものであるとは、私にはとても思えません。

John A. McDougall, MD

推奨7

ジョン・A・マクドゥーガル（医学博士）

——動物性食品を含む食事に変えるとたんに病気になる、ということです。

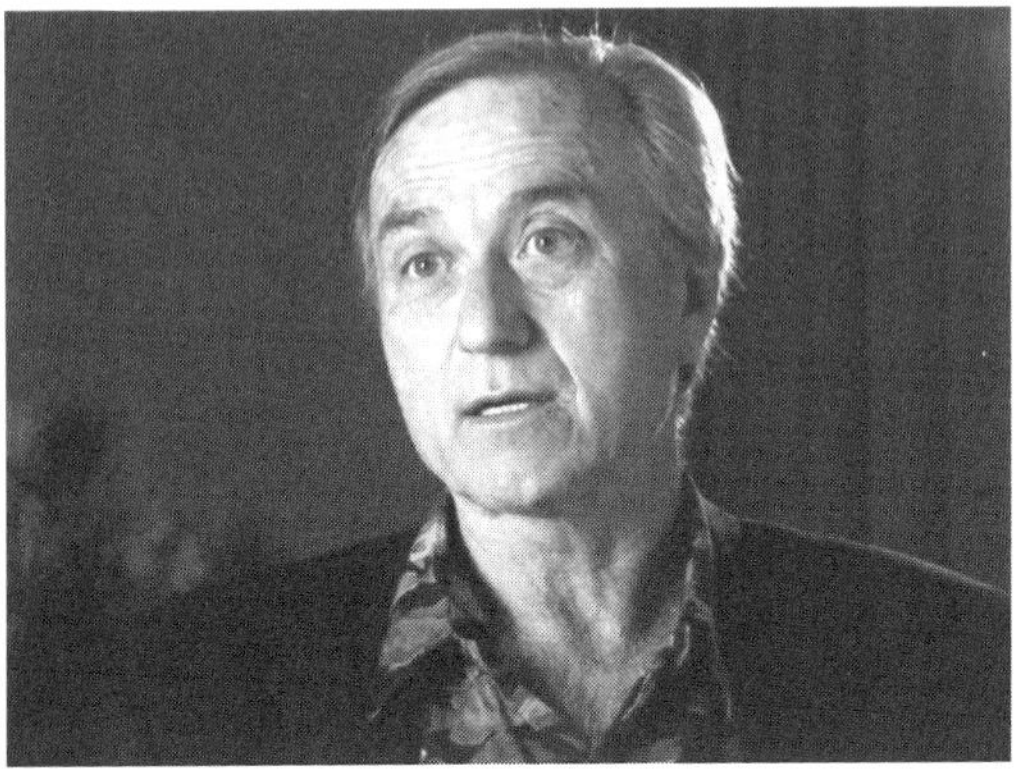

医師のジョン・A・マクドゥーガル博士（写真）は栄養のとり方が病気に及ぼす影響について、研究と執筆を三〇年以上続けてきました。

博士はまた、「マクドゥーガル式食生活集中訓練プログラム」の創設者で、メディカル・ディレクターを務めています。カリフォルニア州サンタローザで開かれているこのプログラムは、一〇日間泊まり込みで行なう治療法で、「低脂肪でデンプンを中心にした食事」が特色です。

ミシガン州出身のマクドゥーガル博士はミシガン州立大学の人間医学部を卒業し、ホノルルの「クイーンズ医療センター」での医療研修修了後、一九七二年に医学博士号を取得しました。その後、ハワイ大学で内科医の病院実習を行なっています。

博士は最新の『心臓を健康にするためのマクドゥーガル・プログラム（The McDougall Program for a Healthy Heart）』をはじめ、ベストセラーを何冊も書いています。また、「ドクター・マクドゥーガルズ・ライトフーズ株式会社」の創設者の一人で、会長でもあります。この会社の製品はプラントベースのインスタント食品で、脂肪を加えず、脂肪からのカロリーは、総カロリーの一〇％以下に抑えられています。

博士は、デンプンが豊富なプラントベースの食事をとるよう、世間の人たちに促すことに生涯を捧げてきました。次のように話しています。

始まりは一九七二年です。医療研修のためハワイに行ってから、私はある大規模な砂糖農園で仕事をすることになりました。この農園には、日本、フィリピン、韓国をはじめ、アジア系の人たちが働いていましたが、そこで私は五〇〇〇人を預かる主任医師になったのです。

しかし、私はすぐに自分の限界を思い知らされることになりました。自分が大学で習った薬と手術でこの人たちの慢性疾患を治そうとしても、治せなかったからです。

もうひとつ気づいたことは、患者さんが四世代にまたがっていることでした。そして、世代によって食べているものが違うことです。上の世代では米と野菜を多く食べていました。出身地で食べていたのと同じものです。子供たちの世代になると、食事は欧米化していました。

そしてやがてわかったことは、乳製品や肉を食べない食事から動物性食品を含む食事に変えると、とたんに病気になる、ということです。

一九七六年、ハワイ大学で研究しているとき、私は自分で学んだことを医療現場で役立てられるよう実践し始めました。脂肪分を減らして、デンプンの豊富な食事に変えるよう患者さんに求めたのです。結果はすぐに出ました。

このすばらしい結果を見れば、誰でもわかるし、食事を変えるはずだ、と私は思いましたが、実際にはそうはならず、逆に、ぞっとすることに、「アメリカ人は肉と乳製品たっぷりの食事をしよう」と熱心に奨励されていたのです。

当然のことながら、アメリカ人はどんどん病気になっていきました。これにはがっかりしました。動物性食品業界には巨大な利害関係があるために、真実が世間の目からずっと隠されているのです。肉や乳製品をすすめるのに使われているようなカネは、「トウモロコシやジャガイモのようなデンプンをもっと食べよう」とすすめることには使われないのです。

一九八〇年代に本を出し始めると、自分の考えがアメリカと世界を変えていくだろうと思いましたが、やはりそうはなりませんでした。

それどころか、事態は悪くなって、出版社からは、「高タンパク質で低炭水化物ダイエットの本を書いてくれ。書かないのであれば、もう新刊は出さないから」と言われる始末でした。

私は笑って相手にしませんでしたが、その後、アトキンスが出てきて、肉食をメインにしたローカーボ（低炭水化物）ダイエットが大流行しました。

しかし、今、二〇一〇年代に入ってから、また状況は変わってきています。率直に言って、最後に勝利するのは私のほうだと思っています。

Neal Barnard, MD

推奨8

ニール・バーナード（医学博士）

――私たちの体には、心臓病・肥満・糖尿病を自分で治す力が備わっているのです。

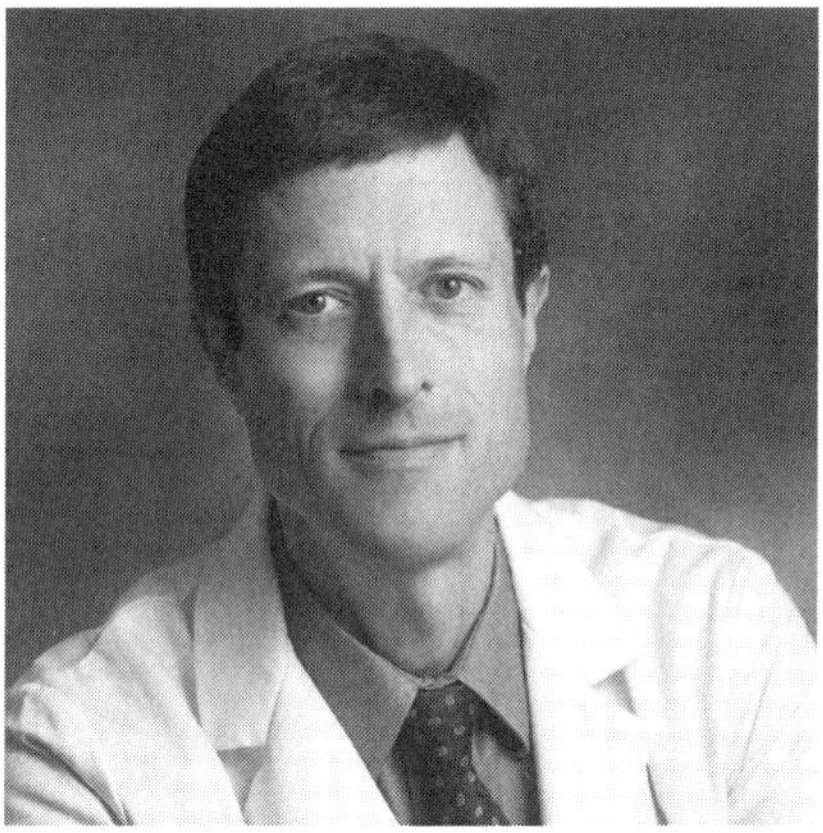

医師のニール・バーナード博士（写真）はワシントンDCにあるジョージ・ワシントン大学の医学部の非常勤准教授で、「国立衛生研究所」から資金提供を受けている研究者です。

また『臨床医のための栄養ガイド（Nutrition Guide for Clinicians）』の編集長でもあり、栄養と健康に関する著書が一五冊以上もあるほか、機関誌や雑誌の記事に至っては数えきれません。

博士は医学博士号取得と専門医学実習を

ジョージ・ワシントン大学で修め、ニューヨーク市のセント・ビンセント病院に勤めたあと、一九八五年、ワシントンに戻って**「責任ある医療を推進する医師会（PCRM）」を創設**しました。PCRMは予防医学の推進と現在のヘルスケアをめぐる論議への参加のための、医師と支持者による全国組織です（九四ページ参照）。

一九九一年、博士はガンに関わるプロジェクトを立ち上げました。「ガンの予防と克服のための栄養」についての情報を提供するプロジェクトです。さらに、栄養関係の研究機関として「ワシントン臨床研究センター」も創設しています。

バーナード博士が医師になることを決意したのは大学時代です。医学部に入る前年、博士はミネアポリスのある病院で検死助手をしていました。ある日、担当の監察医が重症の心臓発作で死んだ男性を解剖していました。監察医は男性の肋骨の一部を取り除いた胸をテーブルに置き、そしてアテローム性動脈硬化症（すなわち、動脈内部に溜まった脂肪の塊）が心臓に現われているのをバーナード博士に示しました。

監察医は、「この状態はアメリカのベーコン・エッグ式食事が原因だ」と説明しました。検死のあと、博士は肋骨を男性の胸に戻し、そして病院のカフェテリアに行きました。その日のランチはスペアリブでした。

そのスペアリブはたった今見てきたばかりの死体の肋骨とまったく同じ形をして、まったく同じ臭いがしていました。私はとても口にすることができず、そのことがずっと頭にこびりついていました。そして思い出すたび、食べているものと健康とが密接に結びついていることを、明確に思い知らされてきたのです。

西洋医学では診断と治療の面は発達しています。しかし、予防に関しては全くお粗末なままです。医師は教師として人々を指導することが大事だと思いました。そうした考えから「ＰＣＲＭ」を創設したのです。

健康に栄養は欠かせません。たいていのアメリカ人は一日に三度も四度も大量の薬を飲んでいるにもかかわらず、病気の根本原因である食習慣を変えようとはしません。毎日食べているものは薬よりもずっと大きな影響を体に与えているのだ、ということを、ほとんどの人が知らずにいるのです。

皮膚を切ったり、骨を折ったりしても、体自体がそれを治すのは当然のことと私たちは考えます。ところが私たちの体は裂傷や骨折だけでなく、心臓病や肥満や糖尿病も治せるのです。私たちの体には、心臓病・肥満・糖尿病を自分で治す力が備わっているのです。

ただし、病気の元凶になっている食習慣を断って、治癒能力のある食べ物の恩恵を受けるようにしなければ、治るものも治りません。

糖尿病や高血圧の人の治療法として、今日一般に行われているのは「投薬」です。医師によっては、「プラントベースの食べ物」という食事療法もすすめるかもしれません。しかし、この順番は逆でなくてはなりません。優先されるべきなのは、まず食事を変えることなのです。

なにしろ食べ物こそが病気の最大原因なのですから、そうした改善をしたうえで、さらに必要があれば、投薬を行なうわけです。

「プラントベースの食事」には心臓病や糖尿病の症状を改善する力があります。さらにまた、病人に健康を回復させる力もあるのです。食事を変えるのが早ければ早いほど、患者さんの回復も早くなります。

Doug Lisle, PhD

推奨 9

ダグ・ライル（医学博士）

――精製加工食品はアルコールや麻薬と同様に、快楽中枢を過剰に刺激します。

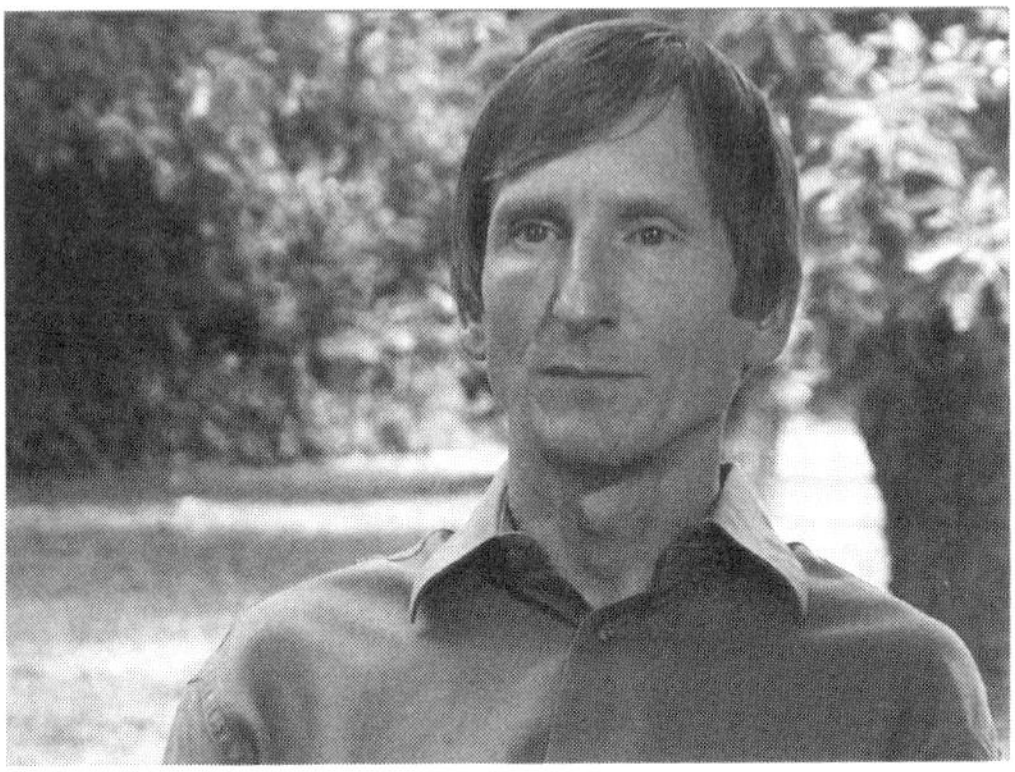

ダグ・ライル博士（写真）はカリフォルニア大学サンディエゴ校を卒業後、バージニア大学で学長奨学金とデュポン奨学金を受け、臨床心理学の博士号を取得しました。

『快楽中枢の罠（The Pleasure Trap）』の共著者である博士は、慢性疾患の治療に食事やライフスタイルがどのように影響するかについて、キャンベル博士やマクドゥーガル博士などと協力して研究しています。

博士が一生をかける仕事を選ぶにあた

り、大きく影響されたのは遺伝学でした。遺伝学の研究がきっかけとなり、博士は「自己を破壊するような行動」を新たな視点で捉えるようになりました。

つまり**依存性を持つ習慣は私たちの本能が「幻」を追いかけてしまうために生じる**という考え方です（博士は「幻」のことを「快楽中枢の罠」と呼んでいます）。現在では、患者自身が「自己破壊行動」をしていることをきちんと認識し、これをどのようにコントロールし克服すればいいのか、博士はそのサポートに尽力しています。

今日、私たちが目にしている健康問題は、過剰な食事が原因です。要するに、私たちがとっている食事はカロリーが多すぎるのです。脂肪が多いとか炭水化物が多いとかいう程度の問題ではありません。肝心なのは、食べるものがありすぎることです。

でも、どうしてそういう状況になっているのか、当然疑問がわきます。現代人は運動をしなくなっているせいだとか、甘やかされすぎているせいだとか、よく言われますが、科学的に細かく分析しても、そういう説明は成り立ちません。

わずか二、三〇年前に比べていきなり人間が甘やかされるようになったとか、

それも相当程度甘やかされるようになった、などということは考えられません。原因は別にあるはずです。

その別の原因を私は「快楽中枢の罠」と呼んでいます。人間に生まれつき備わっている心の働き、十分な量を食べることの難しかったはるか昔に形成された心理作用が、現代の環境に合わなくなっているのです。なぜなら食べ物の少なかった昔に比べ、今の社会には食べ物があふれかえっているからです。

高度に発達した動物はどれも「動機づけの三要素」と呼ばれるものを備えています。動物がある行動を起こすとき、その行動は、①快楽への欲求、②苦痛の回避、③エネルギーの節約、に方向づけられます。

動物たちは自然の中で三つの動機に応じるように、（a）おいしく熟成した食べ物の発見、（b）敵（捕食者）からの回避、（c）大切なカロリー節約のための近道探し、という行動をとります。

バッタからカモシカに至るまで、この行動システムはどの動物にも備わっています。人間も同様です。問題は少々ずる賢い人間がこの行動システムを利用してうまくだましている点にあります。

つまり、材料や体験をでっち上げてこのシステムを崩してしまい、自然界には起こらない行動を「正しい選択」と思い込ませてしまうことが可能なのです。

このような方法でだますことは現代ではあらゆるところで行なわれています。タバコを吸ったり、酒を飲んだり、果ては麻薬におぼれることはどれも皆、「罠」にかかっているためなのです。そしてその最たるものが、「高度に精製加工された食べ物を食べる」という行動になります。

罠の仕掛けはどれも同じです。麻薬もアルコールも精製加工食品もどれも皆、快楽中枢を過剰に刺激するものです。その結果、その人の行動はバランスが崩れ、コントロールがきかなくなり、「快楽中枢の罠」に陥っていく、ということになるのです。

そこではるか昔にできあがった動機づけである「快楽への欲求」が、「おまえのやっていることは正しい」と言っているのですが、実は正しくはないわけです。

現代の経済活動が使うこの罠の仕掛けは、ここ数年、ますます巧妙になり、さらに広がりを見せています。人々の間に肥満、心臓病、ガン、糖尿病などの病気がこれほど蔓延するようになった原因はここにあるのです。

こうした病気は過剰なまでに栄養豊富な食事によって起きているのですが、「もっとお食べなさい」という誤った動機づけの甘言が繰り返され、おびき寄せられてしまうからです。この誘いから運よく逃げ出さない限り、これが「快楽中枢の罠」であることを理解できないでしょうし、避けることは難しいでしょう。

Rip Esselstyn　推奨10

リップ・エセルスティン（元消防士）

——喫煙が生活の一部になっていた一九五〇年代の状況が一変したように、やがて私たちの食生活も変わっていくでしょう。

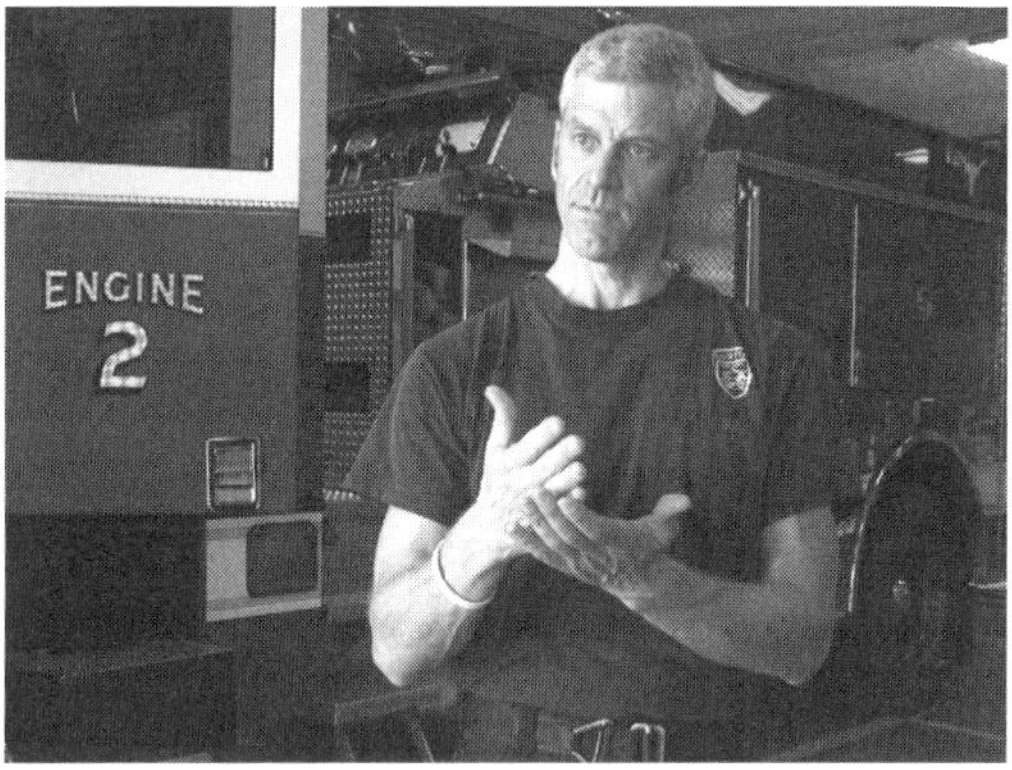

リップ・エセルスティン（写真）は消防士でトライアスロンの選手でしたが、あるときふとしたきっかけで賭けをすることになり、その結果、「プラントベースの食事」を推進する役割を担うことになりました。

彼はエセルスティン博士（一〇三ページ参照）の長男であり、テキサス州オースティンの「第二消防署」の消防士でした。二〇〇三年のある日、二人の同僚と「署内でコレステロールの値がいちばん低いのは誰なのか」という話題から賭けをすることになり、検査を受けてみると、三人のうちジェームズ・レイのコレステロール値が異常に高いことがわかりました。

父親のエセルスティン博士が一九八五年に健康に関する画期的な研究の成果をまとめたものを出版して以来、プラントベースの食事をしていたリップは、友人を助けるために第二消防署を「プラントベース消防署」にしようと思い立ちます。ほかの消防士を巻き込んで一緒に食事スタイルを変えたところ、ジェームズのコレステロール値は三四四から一九六へと激減しました。

消防署だけに特定されていた「第二消防署食事法」の効果をさらに証明するため、リップはより科学的で厳密な研究を自分で行なってみようと考えます。そのために消防士から弁護士、家庭の主婦、ドクターに至るメンバーを募り、五八名の参加者にプラントベースの食事だけで過ごす六週間プログラムを実践してもらいました。

結果は「劇的」と言ってよいものでした。実験に参加した人は一人残らずコレステロール値が下がり、中性脂肪値から体重に至るその他の健康指標の値もめざましい改善をとげました。

リップはそのことを本にまとめ、『第二消防署の食事（The Engine 2 Diet）』として出版したところ、たちまちベストセラーとなり、これがホールフーズマーケット社（九四ページ参照）のジョン・マッケイCEOの目にとまりました。

マッケイCEOは二〇一〇年、リップを健康食パートナーとして雇用し、「エンジン2」のブランドでプラントベースを強化した一連の食品ラインを立ち上げました。最初の製品群はパスタ・ソース、サラダ・ドレッシング、調理済み冷凍食品で、翌年からシリアル類も店頭に並び始めました（注）。

【注】二〇一四年夏現在、店頭に並ぶ「エンジン2」ブランド商品は、朝食用シリアル四種、穀物ブレンド四種、クリスプブレッド（北欧のクラッカータイプのパン）二種、アーモンドミルク二種、トルティーヤ二種、ホムス四種の計一八種。

リップが「プラントベースの食事」に切り替えた一九八〇年当時、この食事スタイルは「ごくマイナーな食習慣」として異端なものとみなされていましたが、時代は移り、今ではむしろ主流になりつつあります。

昨年（二〇一〇年）、プラントベースの食事法がテレビでとりあげられた回数はかってなく多いものでした。オプラ・ウィンフリー、マーサ・スチュワート、エレン・ディジェネレス、ドクター・オズといった著名人がこぞってとりあげました。

実際のところ、「プラントベースの食事」がどんなもので、なぜそういう食事をしなければならないか、それを理解すれば理解するほど、肉・乳製品に脂肪どっぷりの従来型のアメリカ式標準食を食べるのがはばかられるようになります。

今の状況は喫煙者にとっての一九五〇年代に該当しているように感じられます。当時喫煙は認められるどころか、奨励さえされていました。医師である父ですら、喫煙は生活の一部と思っていましたし、両親がうちでパーティーを開くと、来客用のタバコを買いに走っていましたし、家中に灰皿が置いてあったくらいですから。

あと一〇年かそこらもすれば、今タバコを吸う人に貼られているようなレッテルが、肉を食べる人に貼られるようになるはずです。レストランに非肉食席と肉食席ができても驚きませんね。

今、公共の場所の喫煙スペースにいる人たちが、煙で頭をいぶしている「かわいそうな人たち」と見られているのと同様、肉食席の人たちも不健康で不幸な「かわいそうな人たち」とみなされるようになるでしょう。

【参考文献】

●『Solving America's Healthcare Crisis』
by Pam Popper, ND, PB Industries, 2010

●『Prevent and Reverse Heart Disease』
by Caldwell B. Esselstyn Jr., MD, Avery Books, 2007
(邦訳『心臓病は食生活で治す』松田麻美子・訳、角川学芸出版)

●『The China Study』by T. Colin Campbell, Ph.D, and
Thomas M. Campbell II,MD, BenBella Books, 2006
(邦訳『葬られた「第二のマクガバン報告」』松田麻美子・訳、グスコー出版)

●『Keep It Simple, Keep It Whole』
by Alona Pulde, MD, and Matthew Lederman, MD,
Exsalus Health & Wellness Center, 2009

●『Farm Sanctuary』by Gene Baur, Touchstone, 2008

●『The McDougall Program for Maximum Weight Loss』
by John A. McDougall, MD, Plume, 1995

●『The McDougall Program for a Healthy Heart』
by John A. McDougall, MD, Plume, 1998

●『The McDougall Program: 12 Days to Dynamic Health』
by John A. McDougall, MD, Plume, 1991

●『The McDougall Quick & Easy Cookbook』
by John A. McDougall, MD, and Mary McDougall, Plume, 1999

●『21-Day Weight Loss Kickstart』
by Neal D. Barnard, MD, Grand Central, 2011

●『Breaking the Food Seduction』
by Neal D. Barnard, MD, St. Martin's Press, 2003

●『Dr. Neal Barnard's Program for Reversing Diabetes』
by Neal D. Barnard, MD, Rodale, 2007

●『Foods That Fight Pain』
by Neal D. Barnard, MD, Harmony/Random House, 1998

●『The Pleasure Trap』
by Douglas J. Lisle, PhD, and Alan Goldhamer, DC,
Book Publishing Company, 2006

●『The Engine 2 Diet』by Rip Esselstyn, Grand Central Books, 2009

●『50代からの超健康革命』松田麻美子、グスコー出版

●『女性のためのナチュラル・ハイジーン』松田麻美子、グスコー出版

●『超健康革命 旬のレシピ集』『ナチュラル・ハイジーン「Q&A」ブック①』松田麻美子、
超健康革命の会・編(私家版につき、書店では販売されていません。同会あて、直接お問い合わせください。245ページ参照)

【関連ウェブサイト】

さらにくわしい情報が知りたいとき、またプラントベースの栄養分野について
積極的に関わりたい場合には、次のウェブサイトを参照してください。
なお、ウェブサイトは本書編集時のものであり、
その後変更されている可能性があることをご承知おきください。

●パム・ポパー博士が設立した「健康フォーラム研究所」
〈http://www.wellnessforuminstitute.org/〉

●コールドウェル・B・エセルスティン博士の著書『心臓病は食生活で治す』
〈www.heartattackproof.com〉

●T・コリン・キャンベル博士が設立した「T・コリン・キャンベル栄養学研究センター」
〈http://nutritionstudies.org/〉
＊コーネル大学のオンラインコース（eCornell）と提携して、コースを3つ終えると
「プラントベース栄養学」の終了証書を授与しています。

●アロナ・プルデ博士とマシュー・レダーマン博士の
「エクスセイラス・ヘルス&ウェルネス・センター」
〈http://www.transitiontohealth.com/〉

●ジーン・バウアー氏らが創設した全米一の家畜動物愛護団体「ファーム・サンクチュアリ」
〈http://www.farmsanctuary.org/〉

●ジョン・A・マクドゥーガル博士が行なう
「プラントベースでホールフードの食生活集中訓練プログラム」
〈https://www.drmcdougall.com/index.php〉

●ニール・バーナード博士が創設した「責任ある医療を推進する医師会（PCRM）」
〈http://www.pcrm.org/〉

●ダグ・ライル博士が所属する「トゥルーノース・ヘルスセンター」
〈http://www.healthpromoting.com/〉
＊「ナチュラル・ハイジーン」（204ページ参照）に基づく栄養摂取の指導、ならびに
「ウォーター・オンリー・ファスティング」（230ページ参照）を監督してくれるヘルスセンター。
センター長のアラン・ゴールドハマー博士は『快楽中枢の罠（「The Pleasure Trap」）』
（190ページ参照）の共著者で、「ナチュラル・ハイジーン」の医師。

●リップ・エセルスティン氏の著書『第二消防署の食事』関連サイト
〈http://engine2diet.com/〉

●ダグラス・グレアム氏（日本語検索時は、ダグラス・グラハム）の関連サイト
〈http://foodnsport.com/index.php〉

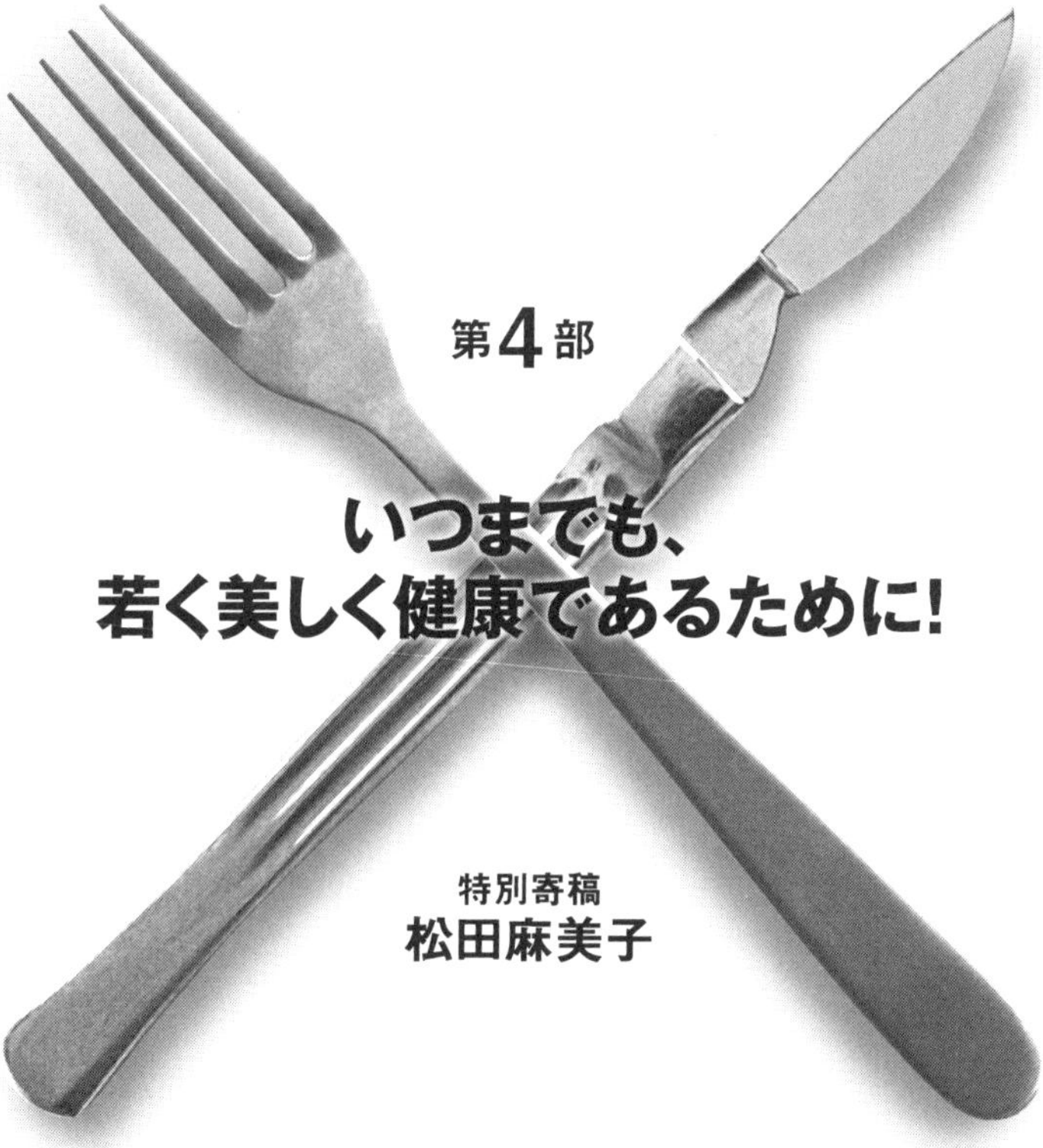

第4部

いつまでも、
若く美しく健康であるために!

特別寄稿

松田麻美子

第10章「プラントベースでホールフードの食事」をすすめる理由

●「自然の法則」に準じた健康科学とは

「ナチュラル・ハイジーン」という言葉をご存じですか。

これは、「ナチュラル（自然）」と「ハイジーン（衛生、清潔）」を組み合わせた言葉で、「健康および健康維持のための科学」を意味し、その理論は科学的に裏付けられているものです。

一八三〇年代にアメリカの医師たちによって系統づけられたもので、病気の原因を

「自然と調和していない生き方」と捉え、**「自然の法則」に従って生きることの重要性を説いた健康理論**（注）といえます。

【注】「ナチュラル・ハイジーン」の健康理論

私たち人間は本来、健康であることがノーマルであり、「体が必要とする条件」さえ与えられていれば、健康は保たれる。与えられなければ健康は徐々に蝕《むしば》まれ、病気になる。しかし、病気になったとしても、体には想像を超える治癒力や修復力が備わっているため、その根本原因を取り除くことによって、再びすばらしい健康状態を取り戻すことができる、という考え方。

病気の根本原因を取り除かず、原因の結果である症状にばかり目を向けて、薬や手術などで痛みや病変部分を除こうとする現代の一般的なヘルスケアでは、完全な健康を取り戻すことはできない、とする。

「体が必要とする条件」とは、次のとおり。**①新鮮な空気　②純粋な水　③ホモサピエンスとしての人間の体にふさわしい食事　④毎日、体を活発に動かす習慣＝エクササイズ　⑤十分な睡眠　⑥日光　⑦ストレス・マネージメント。**

●私たちは自ら病気を作り出している

私たちは病気になるのではなく、自ら病気を作り出しています。

私たちの食事や生活習慣などの選択が、ホモサピエンスとしての私たちの体にふさわしくないため、体に本来備わっている「自然の防衛力」を破壊し、細胞を傷つけ、機能を低下させ、長い年月をかけて自分自身を病気にしてしまうのです。

例えば動物たちは、自分の体にふさわしいものを本能的に知っていてそれを食べています。ライオンなど肉食の動物は歯が尖っていて、肉を引き裂くのに適していますが、草を食べることはできません。草をすりつぶすような歯を持たないからです。ですから、草を食べている動物を襲い、まずは内臓を食べて消化された植物の栄養をもらいます。

逆に草食動物は、肉を食べても消化できるような機能を有していません。野生の動物は本能的に自分の体に合うものを知っていて食べています。

ところが人間はどうでしょうか。

例えば、牛乳。牛乳は牛のミルクです。今はどこででも手に入る牛乳ですが、流通していなければ、本来は牛のいるところへ行き、自分が搾って飲む以外、飲むことはできません。自然には手に入らないものです。

そして、牛乳は子牛が成長するために飲むものです。ほかの動物の乳を飲み、しかも離乳しないでずっと飲み続ける動物など、ほかにはいません。

牛のミルク（牛乳）は人間のミルク（母乳）よりずっと多くの成長因子を含んでいるため、牛のミルクで育つ赤ちゃんは、早く成長します。しかし牛のミルクを飲み続けていると、ガン細胞も成長していくことになります。

今日、乳製品・牛乳の摂取量は一九五〇年の一八・五倍で、それと比例して特に乳ガン、前立腺ガン、大腸ガンなどが激増しています。牛乳を飲めば飲むほどガンになる――これは、近年の科学的裏付けによって証明されている事実です。

私たちも野生の動物のように、**「体にとってふさわしい食事をすれば病気にならないし、悪いところは自然に修復される」**、というのが前述の「ナチュラル・ハイジーン」の考え方です。

●私たち人間にとって、ふさわしい食事とは

ホモサピエンスとしての私たちの体に最もふさわしい食事、それは果物や野菜が豊富で、自然丸ごとの精製・加工されていない「プラントフード（植物性食品）」です。なぜなら、私たちは、消化器官の機能・構造上、チンパンジーと同じ果食動物に属しているからです。チンパンジーの食事の九六～九八%は「プラントベースのホールフード」で、動物性食品（シロアリ、アリなど）の摂取量は二～四%にすぎません。

一方、私たちは、摂取カロリーの大半を白く精製された穀物（白米や白いパン、白い小麦粉製品）や、砂糖ほかの甘味料、アルコール、抽出された植物油、塩などの高度に精製加工された食品と、動物性食品からとっています。「プラントベースのホールフード」は、わずか一五%でしかありません（国際連合食糧農業機関〈FAO〉「日本人の食事バランスシート二〇〇九年」より）。

私たちの体は、動物性食品や高度に精製加工された炭水化物食品を、体に何の害も与えずにうまく消化・吸収・利用するような構造にはできていないのです。

今日、私たちの九〇%以上がガン・心臓病・脳卒中などの予防可能な病気で亡くな

っていくのは、このような自然の摂理、いわば「生命の法則」に反しているからです。

こうした悲惨な統計値の大きな原因が、未精製・未加工のプラントフードの摂取量の少なさにあることは、いくら強調しても強調しすぎることはありません。

●果物と野菜が体に良い理由

私たちが果物や野菜をもっとたくさん食べなければならない最大の理由は、ビタミンやミネラル補給のためだけではなく、果物や野菜に豊富に含まれる**「ファイトケミカル」**（注）をとり入れるためです。

果物や野菜は、私たちの体の免疫力を高め、ガンをはじめ、さまざまな病気から体を守るのに、ビタミンやミネラルよりもずっと強力なパワーを発揮してくれる「ファイトケミカル」の宝庫なのです。

【注】ファイトケミカルとは

植物に含まれる「ファイトケミカル」は、カラフルな果物や野菜、豆類、キノコ類、未精製の全粒穀物、海藻、お茶、ハーブなど、植物の中にのみ含まれる色素や香り、アクなどの成分から発見された化学物質。

植物は、強い紫外線や環境汚染物質、雨風などによる影響で体内に大量に発生する活性酸素の攻撃をブロックし、身を守るための強力な抗酸化力を持っている。さらに手足がないため害虫や細菌、カビなどの外敵を追い払うことができない植物は、外敵が嫌いな臭いや味、粘着性の物質を放出し、これらを遠ざけるための強力な抗菌力や抗カビ力も備えている。

このように身を守るために植物が自ら作り出している色素や香り、辛み、えぐみ、苦み、渋み、粘着性物質などに含まれる機能性成分が、ファイトケミカルである。

ファイトケミカルは抗酸化力、抗炎症力が非常に強く、私たちの**体の免疫力を高め、健康維持・改善に役立つ**ことが、ここ十数年余りの研究から明らかになってきた。

すでに一万種類以上のファイトケミカルが発見されているが、まだ未発見のもののほうが多いといわれ、今日ではその健康効果に関する研究がますます盛んに行なわれている。

なかでも注目したいのは、その強力な抗酸化力にある。老化や病気は、体内で増えすぎた活性酸素による細胞への酸化のダメージがもたらす結果ではないかと考えられているが、植物の持つファイトケミカルには、この**活性酸素を除去する（還元する）パワーがある**ことがわかってきている。すなわち酸化を防ぐ抗酸化力が、生命を若々しく維持する力として注目を集めているのだ。
＊主なファイトケミカル
ニンジンやカボチャなどに含まれるベータカロテン、トマトに含まれるリコピン、ブルーベリーに含まれるアントシアニン（ポリフェノールの一種）、小松菜やケールに豊富なイソチオシアネート、緑茶に含まれるカテキン、大豆に含まれるイソフラボン（フラボノイドの一種）、ネギやニンニクに含まれるアリシンなど。

●運動選手のスタミナ作りにも「プラントベースでホールフード」を！

ロンドン・オリンピックのとき、テニスのダブルスで金メダルを取ったウィリアムズ姉妹は、ケガや病気で不調が続いたことをきっかけに、「プラントベースでホールフードの食事」に変えました。

そのおかげで、健康を回復して、ウィンブルドンで優勝し、その一か月後のオリンピックでも金メダルに輝きました。「パワーテニス」といわれる二人の筋肉とスタミナを作るのに「プラントベースでホールフードの食事」が適していた、という好例です。

トニー・ゴンザレスという有名なアメリカンフットボールの選手の食事も、「プラントベースでホールフード」です。アメリカンフットボールの選手は筋肉隆々ですが、「プラントベースの食事」だけであのような筋肉とスタミナを作ることができるのです。

また、かつて最強の世界チャンピオンとして知られたブラジルのプロボクサー、エデル・ジョフレも筋骨たくましい肉体を誇っていましたが、現役時代からベジタリアンで、肉を全く食さずにあの肉体を作りあげたそうです。

クリントン元大統領も心臓発作を二度起こしたことから、「プラントベースでホールフードの食事」に変えました。その後一一キロも減量し、「三たび心臓発作を起こすことのない健康な体」とドクターから太鼓判を押されるほどになりました。このことは主要メディアが大々的に報じているため、アメリカでは今、「プラントベースでホールフードの食事」に転向する人がますます増えています。

第11章　肉食と牛乳の真実

●良質のタンパク質とカルシウムに対する大きな誤解

二〇一二年八月一九日の『日本経済新聞』の健康面に、次のような記事が掲載されました。「高齢者よ肉食を！」という大きな見出しで、「肉を食べなければ、タンパク質が不足し、寿命を縮めることになる」といった内容のものでした。

高齢者に限らず、**良質のタンパク質**（注）をとるために肉を食べなければならないと思っていませんか。でも、そんなことはないのです。「良質であること＝健康に良い」という連想は全く的外れであることを知っておいてください。

【注】良質のタンパク質とは

「質」のコンセプトの本当の意味は、食用タンパクが成長促進に用いられるときの効率を指している。だが、「最大の効率＝最高の健康」をもたらすものであれば結構だが、そんなことはない。「効率」と「質」という言葉が誤解を招いているのである。（中略）

どんなマーケティング担当者も言うことだが、「良質」と定義されている商品は、即座に消費者の信頼を獲得することができるのだ。

一〇〇年余りの間、私たちは誤解を招きやすいこの「良質」という言葉に囚われてきた。そして不幸にも「良質であること＝健康に良い」といった的外れの考え方に直結させていたのである。（『葬られた「第二のマクガバン報告」』上巻より抜粋）

タンパク質は何にでも含まれていますので、必要カロリーを摂取している限り、「プラントベースの食事」（植物性食品で構成された食事）をしていても、タンパク質が不足することはありえないのです。

人間にとって一日に必要なタンパク質はごく少量です。二〇〇〇キロカロリーをとる人で二五グラム、総摂取カロリーの五％にすぎません（ＷＨＯの最低所要量による）。この量は野菜や果物、豆類、木の実や種子類、穀類、イモ類などのプラントフードから十分に摂取することが可能です。

豆のカロリーの一九～三五％はタンパク質です。穀物は七～一四％、バナナは五％、イチゴは一〇～一一％、そして最も多いのがブロッコリーや小松菜、ホウレンソウといった緑の野菜で、四二～五〇％前後もあります。

同じカロリーで比較した場合、ステーキよりもブロッコリーのほうがタンパク質は二倍も多く含まれています。ですから、肉を食べなくてもタンパク質が不足することはありえません。

肉はアミノ酸スコア（食品に含まれる必須アミノ酸の含有評価値）が高いため、「良質のタンパク質」だといわれます。「アミノ酸スコアが高い」ということは、私たちが自分の体では作れない必須アミノ酸八種類がすべて含まれている、ということです。

しかし、植物性食品おのおのに必須アミノ酸がすべてそろっていなくても、バラエティーに富んだ食事をすることで、結果的には必須アミノ酸をすべて不足なく摂取することができます。

タンパク質については、摂取そのものよりも、「どのように利用できるか」ということを考えるほうが大事です。動物性タンパク質は、人間のタンパク質と異なります。ですから、まずビーズのように並んだ肉のアミノ酸分子の鎖をほぐし、私たちの体のタンパク質になるように、アミノ酸の鎖の順番を変えねばなりません。

次に窒素成分を除く作業が必要です。その際、尿酸、メタンガス、硫化水素、インドール、ヒスタミンやニトロソアミンなどの代謝副産物が発生します。尿酸が体内に溜まると痛風を引き起こす原因になりますし、他の副産物の多くは、発ガン物質です。

●肉を食べると、どうなるか

多くの人が心臓病や脳梗塞の最大の要因は、脂肪やコレステロールだと信じています。しかし、「良質なタンパク質」源を代表する赤身肉に豊富に含まれる**「カルニチン」**（注）と呼ばれる物質が、脂肪やコレステロールとは比較にならないほど強力な心臓病や脳梗塞の要因であることが、最近の研究から明らかになってきました。

・心臓病や脳梗塞になる！

カルニチンは腸内細菌によって分解され、動脈の内側にプラーク（五九ページ）を形成させる物質「TMAO（トリメチルアミン－N－オキシド）」に代謝されます。そのため、カルニチンが豊富な赤身肉の摂取は、動脈を詰まらせ、心臓病や脳梗塞のリスクを高めていくことになるのです。

肉食者には、カルニチンを好む腸内細菌を増やすため、より多くのTMAOが作られることも、わかってきました。ステーキを食べたあとは、二～三時間で血中TMAO値が上昇するといいます。一方、「プラントベースの食事」をしている人は「TMAO」を産生しないため、ステーキを食べたあと二～三時間しても、血中「TMAO」値は上昇しないのです。

【注】カルニチンはアミノ酸の一種。厳密にはアミノ酸から生産される誘導体で、生体の脂質代謝に関与するビタミン様物質のこと。体内ではメチオニンとリジンから生成できる。細胞のミトコンドリア内に脂肪酸を運ぶ役目を果たす。脂肪燃焼を促し、運動時のエネルギー生産のアップや、筋肉疲労の軽減などの効果が期待できることから、アスリートたちに盛んに推奨されているが、この

ようなアドバイスは、心臓病や脳梗塞のリスクを高めていくことになる。

・骨がもろくなる！

骨を強くするのは、カルシウムではなく、運動です。運動によって筋肉を丈夫にすれば、骨も丈夫になります。肉は、体内で酸性物質を形成する食品です。体液を弱アルカリ性に保っている体は、これを中和するのに骨からアルカリ性であるカルシウムを引き出してきて使います。したがって、肉を食べれば食べるほど、骨がもろくなってしまう原因になります。

・人体には存在しない糖分子が形成される！

最近の多くの研究で明らかになってきたことですが、赤身肉を食べるとN－グリコリルノイラミン酸という物質ができることがわかってきました。この物質は人間の体内では形成されない糖分子で、慢性の炎症を引き起こし、果てはガンや心臓血管疾患の原因となります。

・肉のコレステロールは不必要！

体が必要なコレステロールは体内で作ることができるため、食べ物からとる必要はありません。食事から摂取するコレステロールは余計なものなので、体に負担をかけることになります。

●大マスコミが伝えないこと

・加熱しても壊れにくいタンパク質など、健康にとっては何の意味もない！

生卵を加熱すると固まるように、タンパク質は加熱すると固まります。凝固したタンパク質は、アミノ酸の分子レベルにまで完全に分解しきれないことがあります。そのため、栄養としての利用効率がよくありません。こうした作業に、体の消化酵素とエネルギーを浪費することになります。

さらに、未消化のタンパク質が腸壁から血液中に吸収されていくことがあり、アトピー、花粉症、関節リウマチなどの自己免疫疾患のリスクをも高めていくことになります。

・ほとんどの病気は、動物性タンパク質が引き起こしている！

プラントベースの食事をするように作られている人間の体は、動物性タンパク質を完全に処理できないため、次のようなさまざまな病気の原因を作ってしまいます。

ガン、心臓病、脳梗塞、糖尿病、ＥＤ（勃起不全）、アルツハイマー病、花粉症、喘息、湿疹、関節リウマチ、鬱《うつ》病、腎臓・肝臓疾患、加齢性の目の疾患など。

・肉を食べなくても鉄不足にはならない！

緑葉野菜、豆類、ゴマなどは鉄分の宝庫です。カロリー当たりの含有量は赤身肉よりずっと多いので、体が必要とするカロリーを十分摂取している限り、肉を食べなくても鉄不足になるようなことはありません。

肉に含まれる「ヘム鉄」は、植物に含まれる「非ヘム鉄」よりも吸収性がよいことから、肉は鉄分補給源の筆頭にあげられますが、鉄が容易に吸収されると、体が必要とする以上の鉄が体内に溜め込まれ、活性酸素の生成を促進し、酸化によるダメージのため、心臓病・脳梗塞・糖尿病・認知症などの慢性病のリスクを高めてしまいます。

さらに、ヘム鉄は血圧を上昇させることと関連しており、一方、非ヘム鉄は血圧を下げることと関連していることも明らかにされています。

また、ヘム鉄と肉のタンパク質が消化器官内で発ガン物質のニトロソアミンなどを形成し、細胞のＤＮＡにダメージを与え、胃ガンや大腸ガンのリスクを高めてしまいます。植物でとる鉄分ではそういったことは起こりません。

・牛乳も要らない！

「牛乳を飲まないと子供たちは大きくなれない」とか、「カルシウムをとるのに牛乳は最適だ」などと言われています。しかし、すでにお話ししたように、牛乳は子牛が飲むためのもので、子牛が成長するために必要な成分が大量に入っています。

それは「ＩＧＦ－１（インスリン様成長因子１）」と呼ばれ、人間の成長因子と似ています。これが人体に多くとり込まれると、肥満、ガン細胞の形成と成長などのリスクが高まります。また牛乳は、花粉症やアトピーほかさまざまなアレルギーのもとになります。花粉症は、牛乳・ヨーグルト・チーズなどの乳類を完全にやめると治る確率がぐっと高まります。花粉症で悩む人に「乳類をやめてごらんなさい」とアドバイスすると、ほとんどの人が治ったり、改善されたりしています。

第12章　健康維持のために知っておくべき知識と知恵

●虹の色を食べよう！

　トマトの赤、ブロッコリーの緑、アズキのエンジ色など、果物や野菜、そして豆類はカラフルです。その色素の成分が、ファイトケミカルです。特に緑の濃い野菜、果物ではベリー類、それからネギ類、キノコ類、豆類（なかでもアズキ）などは、免疫力を高めるのに役立つファイトケミカルの宝庫です。

　一～二品の野菜ではなく、虹色になるように、色とりどりの植物をたくさん食べましょう。

●肥満予防は「砂糖、塩、油」のチェックから!

肥満になってしまう方程式とは「2S+F」です。

「2S」とは、「Sugar（砂糖）」と「Salt（塩）」、「F」は「Fat（油）」です。

意外かもしれませんが、塩は毛細血管にとっては猛毒なので、体は塩一分子に対し、九六倍の水分で覆っています。細胞を塩の害から守るためです。砂糖や脂肪を減らしてもやせない場合、塩をたくさんとっていないかどうか、チェックしてみましょう。

●好きなものがやめられないのは意志のせいではない!

好きなものがやめられないのは、意志が弱いからではありません。人間は、甘いものや脂っこいものなど、カロリーの高いものを食べると、幸せな気分になるようにできているのです。幸せや喜びを与えてくれるホルモン「ドーパミン」が、脳から大量に分泌されるからです。

エネルギーを浪費せずに高カロリーのおいしい食べ物が摂取可能な際、体はできるだけたくさん摂取できるよう、快楽感を与えてくれる「ドーパミン」の分泌を高め、その食べ物への依存性を引き起こすのです。これはダグ・ライル博士のいう「動機づけの三要素」（一九二ページ）のなせるわざです。

大昔、私たちの祖先の体は飢饉に備え、本能的に高カロリー食品を好むように作られていました。

それは体に本来備わっているサバイバルのためのメカニズムです。しかし、食べ物が豊富な現代社会では、高カロリー食品を好む本能をコントロールしていかないと、「快楽中枢の罠」に陥ってしまいます。

●習慣は三週間で変えられる！

慣れ親しんできた食習慣を変えるには、かなりの努力がいるものですが、二一日間繰り返し行なえば味覚が変わり、新しい習慣として定着させることができます。舌にある「味蕾《みらい》細胞」が、二一日間で入れ替わるからです。

参考資料

750余りの世界の一流の文献が証明していること

- 糖尿病患者は食習慣を変えれば、
  薬をやめることができる。
- 心臓病は食習慣だけで回復させることができる。
- 乳ガンは、食べているものによって決まる
  「血中女性ホルモンのレベル」と関係している。
- 乳製品の摂取は、前立腺ガンのリスクを高める。
- 果物や野菜に含まれる抗酸化物質は、
  高齢者の知的能力の維持と関係している。
- 腎臓結石は、ヘルシーな食習慣で予防できる。
- 子供にとって最悪な病気の一つである
  1型糖尿病は、間違いなく
  授乳習慣と関連している。

――『葬られた「第二のマクガバン報告」』上巻
（グスコー出版刊）より

例えば、コーヒーを二一日間やめ、二二日目に飲むとおいしく感じられず、飲みたいとは思わなくなるでしょう。

健康な体を手に入れるためには、自分で決断することです。できるところから始めてみましょう。「朝食だけをフルーツのみに変えてみる」「野菜ジュース（スムージー）を飲む」というだけでも、体が変わります。

第13章「ガンと食事」に関する「Q&A」

ここでは、みなさんからお尋ねの多い「ガンと食事」に関する質問にお答えします。参考にしていただければ幸いです。

Q1 「プラントベースでホールフードの食事」や「ローフード」でガンが治った、という症例は、どのくらいあるのでしょうか。

A ガンが治ったという症例は、インターネットでも数多く検索できます。「プラントベースでローフードの食事」に関していえば、グーグルで「cancer, plant-based testimonial」と打ち込むと一五一〇万件、「ローフード」なら「cancer, raw food testimonial」と打ち込めば三三二万件、検索できます（どちらも、二〇一四年七月二七日現在）。

デンマークの女医クリスティーン・ノルフィ医学博士（Kristine Nolfi MD）は一九四〇年代に自らの乳ガンをローフードで克服したことを、著書『奇跡を起こす生きた食べ物（The Miracle of Living Foods）』で詳しく述べています。その後、ノルフィ博士は再び加熱食を食べ始めたところ、乳ガンが再発したため、ローフードに戻したといいます。

私の友人でもアーモンド粒くらいの乳ガンができましたが、ローフード一〇〇％にして一か月でガンが消えた人がいます。

また、膵臓ガンの人で、「手術をしても、治る確率は五〇％」と医者から告げられた人がいましたが、この人は手術ではなくローフードを選択し、やはり短期間で治ってしまいました。

ガンはまず、一週間ほど水だけのファスティング（断食）を行なって、体から毒素を取り除き、体内のクレンジングをします（期間は個人差があります）。

クレンジングが無理なく安全に行なえるように、北米やイギリス、オーストラリア、イスラエルなどには、「ウォーター・オンリー・ファスティング」の専門医が監督してくれる施設があります。「ファスティングの効能」などの詳細については、拙著『50代からの超健康革命』（八六ページ）をご覧ください。

Q2　ガンの末期で低体温になった人に対して「野菜ジュースは不適切」と指導されているケースや、「白血球やリンパ球が少なくなってしまい、冷たい野菜ジュースは体力を消耗するのでよくない」と医師から止められたケースもあります。野菜ジュースはどのようなケースでも有効なのでしょうか。

A　野菜ジュースを禁じた医師の指導は間違っている、と考えます。ゲルソン療法でも、主体は野菜ジュースです。私の知人にも、一日何回も野菜ジュースを飲んでガンを改善した、という実例があります。

Q3　ガンの人が食生活について気をつけるべきことは何でしょうか。

A　プラントベース一〇〇％の食事にすることです。
動物性食品、加工食品、精製食品、塩、砂糖、油は一切なし。間食もとりません。一日およそ三リットルの野菜ジュースを主食にします。一日に、一二〜一三回に分けて飲みます。

ジュースは緑の野菜、特にアブラナ科の緑葉野菜（小松菜、ケール、ターサイ、チンゲンサイ、クレソン、菜の花、からし菜、野沢菜、高菜、ブロッコリーなど）、ロメインレタスのような緑の濃いレタスが中心で、それに、ニンジン、ビーツ、大根、セロリ、キュウリ、ピーマン、色とりどりのパプリカ、酸味の強いリンゴ（紅玉、国光など）かオレンジ（またはグレープフルーツ）などを加えます。ただし、果物は少なめにします。

アブラナ科の野菜には、「イソチオシアネート」というファイトケミカルが豊富に含まれています。これには、ガン細胞の形成や増殖を阻み死滅に追い込む、といった働きがあります。

消化の負担を軽くするため、ジューサーで搾り、たくさんのファイトケミカル、ビタミン、ミネラルなどの栄養をとり込みます。

ガンが縮小してきたら野菜ジュースの量を減らし、**スムージー**（注）やピューレ状にした野菜スープもメニューに追加するといいでしょう。

こうすると凝縮したカロリーや食物繊維がとれます。食物繊維には水に溶けるものと溶けないものがあり、溶けるものは排泄されるために大腸に運ばれてきた不要な脂肪、コレステロール、性ホルモンなどをスポンジのように吸収して排泄し、水に溶けないものは腸内の老廃物を熊手や箒《ほうき》のように掃き出してくれます。

【注】スムージーとは

ここでは「グリーンスムージー」を意味する。生の緑葉野菜とフルーツまたは葉物以外の野菜、それに水と木の実か種子類（大さじ一～二杯）をミキサーなどで液状にしたもので、とろみがある。

例えば、小松菜＋バナナ＋リンゴ＋チアシード（シソ科植物の実）＋水、あるいはケール＋トマト＋パプリカ＋ヘンプシード（麻の実）＋水、の組み合わせなど。

Q４　現在、ガンをわずらっている人へのアドバイスのポイントは何でしょうか。

A　ガンは食事だけでは治らないケースも多くあります。睡眠、日光浴、エクササイズ、そして重要なのが、ストレス・マネージメント。

ガンになる人の中には、心理的に「恨み、悲しみ、憎しみ」などを引きずっているケースがあるからです。ストレス・マネージメントに関しては、笑うこと、メディテーション（瞑想）、ヨガなどがおすすめです。

Q5　加熱食のみを奨励するマクロビオティックについては、どのようにお考えですか。

A　マクロビオティックでも、ある程度健康を取り戻すことが可能です。なぜなら動物性食品や精製された食品を一切とらないからです。

ただ、加熱食ばかりでは、食べ物に含まれる食物酵素が破壊されてしまっていますし、加熱によって大切なファイトケミカル、ビタミン、ミネラルの多くも失われてしまいます。何より果物を食べないという点が残念に思うところです。

色とりどりの果物は、さまざまなファイトケミカルの宝庫で、ビタミン、ミネラルのほか、「生きている純粋な水」が豊富に含まれています。

マクロビオティックを長期間実践していると、生の野菜や果物に含まれる食物酵素やファイトケミカル、ビタミン、ミネラルが十分に摂取できないので、体調が悪くなってしまうおそれがあります。マクロビオティックの普及活動で有名な久司《くし》道夫さんも、最近は果物をとり入れている、というお話を耳にしています。

Q6 加熱食はどのようなときにとればいいのでしょうか。

A 毎日の食事はローフードだけが良くて、加熱食はまったくだめ、と決めつけているわけではありません。

現在、健康でガンの予防をしたい人、また、ガンが治まってきた人などには、加熱食を一五％加えることをおすすめしています。

ローフード一〇〇％では、カロリーが十分取れないのでやせてしまったり、満腹感を得るために、果物や種実類を食べすぎてしまうおそれがあります。「ジャンク・ローフーダー」といって、油を使ったり、種実類や果物をたくさん使ったスイーツを常食にしたり、また、ディハイドレーター（食物乾燥機）で作った果物のチップスをたくさん食べてしまう人がいます。こうしたものでカロリーをとるよりは、加熱したものを一五％ほど加えるほうが、ヘルシーな選択です。

ディハイドレーターで作ったものは、水分が失われているため、食べすぎないよう注意が必要です。これは糖が凝縮していて高カロリーなので、減量中の人にはすすめられません。また、常食にすると、中性脂肪値を上昇させてしまう可能性もあります。自然界にある食べ物は水分が豊富なので、糖が凝縮していません。

ディハイドレーターで乾燥させた果物や野菜の栄養価は、一般的にフレッシュのものと変わらないといわれていますが、ビタミンCは多少失われますし、ファイトケミカルの多くは空気、光、熱によってダメージを受けてしまいます。そのため、「ナチュラル・ハイジーン」では、**できるだけ自然のものを加工せずに食べる**ことをすすめています。

とはいえ、ディハイドレーターで作ったものには次のような利点もありますので、常食にするのではなく、時と場合によって利用するといいでしょう。

①市販の砂糖や塩、油をまぶしたスナックよりはずっとヘルシーな選択である。

②旅行中や運動選手のクイックエネルギー源として利用するには便利である。

③ローフードでもバラエティーに富んだ「おもてなし料理」を可能にしてくれる。

Q7　加熱食をとるときのおすすめの素材は何でしょうか。

A　カボチャやサツマイモなどがおすすめです。ビタミン、ミネラルが豊富でお腹も満たされます。

お米を食べると塩けが欲しくなります。お米にはナトリウムが欠けているためです。お米よりもオートミールのほうが、栄養価が高いです。キヌアもタンパク質が豊富で消化しやすいため、おすすめです。私はキヌアを発芽させて食べています。

ついでですが、人間にとって、塩を調味料としてとる必要はありません。体が必要とするナトリウムは一日わずか一八〇〜五〇〇ミリグラムで、この量は自然の食べ物（特に野菜）から十分に摂取できる量です。自然の食べ物一キロカロリーの中には、平均およそ二分の一ミリグラムのナトリウムが含まれています。

つまり二〇〇〇キロカロリーの自然の食べ物を食べたとき、私たちは一〇〇〇ミリグラムの天然のナトリウム（食塩相当約二・五グラム）を摂取することができるのです。特に緑葉野菜、大根、ニンジン、セロリなどはナトリウムが豊富です。

日本人は砂糖の摂取量には神経を尖らせていても、塩の摂取量についてはあまりにも寛大です。その大きな理由は、日本人にとってお米が主食だからです。前に述べたように、お米はナトリウムが欠けているため、その反動として必要以上に塩をとらざるを得ず、塩が大事にされているのです。一〇〇キロカロリーのご飯のナトリウム量は〇・六ミリグラムで、焼きイモの一三分の一でしかありません。

私は**「工場から運ばれて来たものは選ばずに、畑や果樹園から来たものを食べるように」**と言っています。そうすれば塩分の摂取量は大幅に抑えられるからです。

Q8　ミキサーとジューサーの使い分けについて教えてください。

A　野菜ジュースとスムージーは、時と場合で使い分けます。栄養が必要なときはジュース、食物繊維が必要なときはスムージーをとります。ジューサーは酵素が壊れにくい低速圧縮搾りのものをおすすめします。

Q9 果物だけを長期間食べ続けたときの弊害を教えてください。

A 果物だけの食事を長期間続けていると、中性脂肪値が高くなってしまいます。体が必要とする以上の糖を摂取してしまうため、過剰の糖を「中性脂肪」の形で蓄えることになるからです。

中性脂肪はエネルギー貯蔵庫としての役割を果たしていますが、中性脂肪値が高いと、それを処理するため、膵臓はその分解酵素の分泌に過剰労働を強いられることになり（過剰な刺激）、肥大してしまいます。そして、やがて炎症を引き起こすことになるのです。

根本原因を取り除かずに続けていると、「炎症」は「ガン」へと悪化していきます。これはナチュラル・ハイジーンが説いている「病気の七段階」の典型です。どんな病気も有害物質の堆積、すなわち「細胞の衰弱」→「毒血症」から「刺激」→「炎症」→「潰瘍」→「硬化」と段階的に進行していき、最終的に

「ガン」に至るのです。

ガンに至る「病気の七段階」については、『50代からの超健康革命』に詳しく記しています。こうしたしくみは、ガン患者の方々だけでなく、ぜひ多くの人に知っておいていただきたいことだと思います。

Q10　動物性タンパク質や脂肪の摂取は、特にどこのガンと密接に関係しているのでしょうか。

A　ほとんどのガンの形成と成長に関与していますが、特に大腸ガン、前立腺ガン、乳ガン、膵臓ガンとは密接に関与していることが、大規模な集団研究から明らかにされています。

ガンになりたくなかったら、また、現在、運悪くガンになってしまっている人はなおさらのこと、動物性食品はとらないことです。

第14章 スティーブ・ジョブズは、なぜ五六歳の若さで死んだのか?

「ベジタリアンなのに、なぜ?」――その死因の謎を検証する

米国アップル社の共同設立者、スティーブ・ジョブズ氏の死は、世界中の多くの人たちを悲しませたことは言うまでもありませんが、その死について、疑問を感じた人も少なくなかったに違いありません。

ベジタリアンとして知られていた氏が、なぜ五六歳という若さで膵臓ガンで亡くなったのか。

ベジタリアンの食事をしていれば、ガンは予防や改善が可能ではないのか。こうし

た疑問に関してナチュラル・ハイジーンの見地から考えるとき、三つの重要なポイントがあります。

①ガンの発症は発見されるより何十年も前から始まっている、ということ。

②病気を予防しベストの健康状態を保つのに必要な要素は、「食習慣」の面だけではないこと。

③ひと口に「ベジタリアン」といっても、食事内容はさまざまであること。

まず、①についてですが、「スティーブのガン発生は、彼のガン細胞の進行状況から見て、膵臓ガンが一六歳の頃、そして肝臓への移転が二〇歳の頃と推測される」と医学の専門家は見ています。

しかもその当時、彼はコンピュータ製造過程で行なわれるハンダ付けのため、膵臓ガンを引き起こすことが知られている化学物質や金属（ホルムアルデヒドや鉛など）に無防備にさらされていたこともわかっています。

次に②ですが、健康を維持し、病気を予防するには、「体にとってふさわしい食習慣」の励行だけでなく、「心の平静」「十分な休養と睡眠」「日光に当たること」「規則正しい運動」など、ほかの要素も必要となります。

これらの要素が体に正しく与えられていないと、たとえどんなに厳格にヴィーガン（卵や乳製品もとらない徹底的なベジタリアン）の食事を続けていたとしても、免疫機能は低下し、ガン形成や増殖のスイッチがONになってしまいます。

では、スティーブの場合はどうだったのでしょうか。

徹夜を続けて仕事をすることも珍しくなく、十分な休養がとれなかったことが予想されます。

「ワンマン」「自己中心的」「直情的」で、部下にしばしば罵声を浴びせ、即刻クビにしてしまうことは有名な話でした。これでは、「心の平静」を保つのは難しかったことでしょう。

また、超多忙な生活の中では、「日光に当たり、ビタミンDのレベルを高く保つこと」や「定期的な運動」なども十分だったとは思えません。

次に③についてですが、スティーブは厳格なヴィーガンであったかもしれませんが、それがすなわちヘルシーなヴィーガンであったことを意味するわけではありません。

スティーブの場合、一九七六年のアップル社設立当時は、果物しか食べていなかったそうですし、二〇〇三年に膵臓ガンの診断が下された際、一時は鍼《はり》とフルーツジュース、ハーブなどを使った代替医療での治療を試みていた、といいます。果物は私たちの体にとってふさわしい食べ物ではありますが、何週間も何か月も果物しか摂取しないのでは、栄養バランスが偏ってしまいます。

健康を維持するには、野菜（特にアブラナ科の野菜）も必要です。とりわけ果物は、野菜と併せて豊富に摂取したときには、膵臓ガンのリスクを大幅に減らすことができますが、果物だけの食事を長期にわたって続けていると、糖の過剰摂取となり、膵臓に炎症を引き起こし、むしろ膵臓ガンのリスクを高めてしまいます。

また、いくらヴィーガンの食事を心がけていても、外食が多かったスティーブは、加熱した油を摂取していたことは想像に難くありません。加熱した油は発ガン性の物質を形成します。

さらにスティーブは、二〇〇八年にガンが肝臓に転移していた際、ガン細胞の増殖に拍車をかけるような食生活に変えています。これは、「ペスクタリアン」と呼ばれる「天然魚なら食べてもいい魚菜食主義」に基づく食事で、「良質なタンパク質をとるように」という医師や家族、親しい友人たちのすすめによるものでした。

自宅での食事にも魚や卵がとり入れられ、外食では、お寿司やエビの天ぷらに魅せられ、亡くなる三か月前まで頻繁に日本食レストランに通っていたそうです。

動物性タンパク質や脂肪の摂取は、膵臓ガンと密接に関与しています。ガン患者であるスティーブにとって、晩年の食事選択はガン細胞撲滅に役立たないだけでなく、ガン細胞の増殖をいっそう促し、死期を早めてしまっていたのではないでしょうか。

このように、若くして逝ったスティーブのガンについて考えるには「ベジタリアンだったのに、なぜ?」という狭い見方ではなく、彼のライフスタイル全体を見ていく必要があると思います。

また、見方を変えれば、膵臓ガンが始まって以来四〇年もガンとともに生きながらえたのは、人生の大半を厳格なヴィーガンで過ごしてきたおかげ、とみることもできるかもしれません。

天才実業家を若くして失ってしまったことは、私たちにとって大きな損失ではありますが、私たちは「iPod」「iPhone」「iPad」など、すばらしい贈り物をスティーブからいただきました。そのことを天国に召されたスティーブに感謝したいと思います。

（「超健康革命の会」会報・第五一号〈二〇一二年一月号〉より転載）

※超健康革命の会

「ナチュラル・ハイジーン」のライフスタイル（生活習慣）を日本の多くの方にお伝えし、その輪を広げていくために発足した非営利団体組織です。「会報」を通じ、海外（主に米国）の最新栄養学や健康情報をお伝えしています。

詳細は、ホームページをご覧いただくか（「超健康革命の会」で検索）、左記の連絡先までお問い合わせください。

〈http://www.Natural-hygiene.org/Pages/shr.aspx〉

ＴＥＬ&ＦＡＸ　〇三-三七七五-四五〇三

クリントン元大統領の体験と日本の現状（「監修者あとがき」にかえて）

本書をここまでお読みいただいたみなさんの中には、「プラントベースでホールフードの食事」を推奨する本書の情報は、アメリカ人には役立つかもしれないが、日本人にとっては当てはまらないのではないか、と懐疑的に思われる方も少なくないかもしれません。

無理もありません。「プラントベースでホールフードの食事」を推奨するキャンベル博士やエセルスティン博士のような栄養学や医学の専門家が、日本にはまだいませんし、「健康長寿や病気予防には、肉や乳類（牛乳・乳製品）の摂取が不可欠である」と主張する日本の医師たちの誤った見解を、日本の主要メディアはいまだに大きく報じているのですから。

したがって大方の日本人は、こうしたメディアの健康情報を鵜呑みにしてしまうことになります。そんな状況をアメリカから見ていると、日本の医師や栄養士の「食習慣と健康と病気」に関する認識は、アメリカと比べ、少なくとも二〇年以上遅れているように思えます。もちろん医学や栄養学分野の外にいるみなさんの多くにとっても同様です。

今日の日本の状況は、アメリカで『Fit For Life』(邦訳『フィット・フォー・ライフ』グスコー出版刊)の初版が刊行された一九八五年頃の状況とよく似ています。「プラントベースの食事ではタンパク質やカルシウムが不足する」「肉や乳製品抜きの食生活では健康を維持できないし、子供は成長しない」といった医師や管理栄養士からの批判を、当時のメディアは盛んに報じていました。

『スポック博士の育児書』(注)の第七版(一九九八年版)で、スポック博士が「子供はベジタリアンで育てるべきである」と記したことは、大きな波紋を呼びました。

【注】日本で発売されている『スポック博士の育児書』は一九九七年に暮しの手帖社から刊行された第六版までの翻訳で、アメリカで一九九八年に発売された第七版以降のものは、日本ではいまだ刊行に至っていません。

しかし中国とオックスフォード大学とコーネル大学の合同研究（一一〇ページ）に関する論文『チャイナ・プロジェクト（The China Project）』が一九九〇年に発表され、『ニューヨーク・タイムズ』紙がこれを「疫学研究のグランプリ」と絶賛した頃から、状況が変わり始めました。

畜産・酪農・医学・製薬などの業界からは、キャンベル博士（一〇九ページ参照）も述べているように、かなり辛辣な批判や圧力がありましたが（一一一ページ参照）、それをものともせずに研究を続けてきたキャンベル博士やエセルスティン博士（一〇三ページ参照）をはじめ、本書で紹介されている科学者や医師らの意見に耳を傾ける人々が、医学や栄養学の分野において次第に増えてきたのです。

そしてキャンベル博士の『The China Study』（邦訳『葬られた「第二のマクガバン報告」』）や、エセルスティン博士の『Prevent and Reverse Heart Disease』（邦訳『心臓病は食生活で治す』）が出版されて以来、人々の「食と健康」に関する見方が大きく変わり始めました。

これらの本を通して「科学は産業と強く結びついている」という「隠された真実」を知った世論が動き出したのです。

「プラントベースでホールフードの食事」でめざましい減量や健康改善を成し遂げた人々の体験談がインターネット上を行き交い、Amazon（ネット販売の書店）のブックレビュー欄には、これらの本を絶賛する人々の投稿があふれ出しました。

こうして、これまで盛んに行なわれていた「肉や乳製品なしの食事では、栄養バランスが悪く、健康になれない」といった批判は次第に鳴りをひそめていきました。

第一〇章でもご紹介しましたが、クリントン元大統領も、キャンベル博士とエセルスティン博士の本を読んで「プラントベースでホールフードの食事」に転向した一人です。その結果、わずか三か月ほどのうちに二四ポンド（約一一キロ）減量し、「三たび心臓発作を起こさない体」と医師から太鼓判を押されるほどの健康体に変身しました。

このことがCNNテレビをはじめ、多方面のメディアで報じられると、この食事選択は、スリムダウンや健康改善を願う、健康意識の高い人々の関心をますます引いていくことになりました。

今では、主要メディアで著名な医師や栄養士が、「プラントベースでホールフードの食事」を「最もヘルシーな食事選択」として推奨し、一万四六〇〇人の医師を有する全米最大の独立医療法人「カイザー・パーマネンテ」が、「医師は全患者にプラントベースの食事を推奨すべきだ」とさえ言うほどになりました。

こうしたアメリカの状況を把握していない日本の医師たちが、相変わらず動物性食品の摂取をすすめているのは嘆かわしい限りです。

このような医師たちは、「戦前の日本人の食事はほとんど菜食で、体に必要な良質のタンパク質を十分摂取することができなかったため、寿命は五〇歳以下と短命だったが、戦後、良質のタンパク質を十分とるようになったおかげで大幅に延びた」と非常に近視眼的な見方で捉えており、寝たきりの高齢者がどれほどいるかという現状に目を向けることを避けています。

日本人の寿命が大幅に伸びた最大の理由は、まず公衆衛生の向上や生活環境の改善、抗生物質の開発と普及、医療技術や設備の向上などによって、感染症やお産に伴う幼い子供や若い女性たちの死亡率が大幅に低下したことにあります。

戦後復興期（一九四五〜一九五四年）、インフラの整備や医療の向上により、昔から死因の上位を占めていた感染性の病気（肺炎・気管支炎・胃腸炎・結核など）による死亡率が激減した結果、日本人の寿命は一九四七年から一九五五年のわずか八年間で、五二・〇一歳から六五・六八歳へと、一四歳（二六・三％）も伸びています。

この間、肉類の摂取量は、およそ六グラムから一二グラム（二倍）に、乳類はおよそ四グラムから一四グラム（三・五倍）に増加したにすぎません。

一九五五年から二〇一一年の間では、一九四七年から一九五五年の場合と同様に寿命は二六・三％伸び、八二・九六歳になりましたが、この五六年の間に肉類の摂取量は八四グラムに、乳類は一二三グラムにまで増え、一九五五年当時の摂取量のそれぞれ七倍と八・八倍になっています。

したがって、寿命が急激に延びた要因としては、動物性タンパク質の摂取量の増加よりも、インフラの整備や医療の向上のほうがずっと大きい、といえそうです。

さらに加えて、電気冷蔵庫の普及と減塩運動で塩の摂取量が激減したことも、感染症に次いで日本人の寿命を縮めていた脳出血の死亡率を大幅に減らすのに役立ちました。

塩は血圧を上昇させるばかりか、血管の細胞を傷つけたり、血管の弾力性を失わせたりするため、塩分の過剰摂取は脳出血の最大のリスクファクターとなります。

皮肉なことに、肉類や乳類を摂取すると、こうした食事からとり込まれた脂肪やコレステロールが脳の血管壁に堆積し、高塩分によってもたらされる高血圧にも、ある程度耐えられるようになります。

そのため、日本のほとんどの医師は、脳出血を予防するのに、アメリカの医師たちのように、塩の摂取量を一日二〜三グラムにまで減らす指導をするのではなく、「肉類や乳類は脳の血管を丈夫にする」として、摂取をすすめているのです。

しかし、このようなアドバイスに従うと、脳出血は防げても、冠動脈疾患や脳梗塞のリスクを高めていくことになります。なぜなら脂肪やコレステロールは、心臓や脳をはじめ、全身の血管にも堆積し、動脈硬化を起こすからです。

そのため、今日では日本でも、冠動脈疾患や脳梗塞が激増しています。今日、脳出血の死亡率は一九五〇年と比べ、四分の一以下（二三％）にまで激減しましたが、心不全の死亡率は一〇・三倍、脳梗塞は一四・三倍にも増えてしまいました。

心筋梗塞は一九六九年までデータがとられていなかったほど稀な病気でしたが、今日では心不全に次いで多い心臓病です。

ガンも動物性タンパク質の摂取量の増加とともに激増しています。一九五〇年と比べると、前立腺ガンの死亡率は九一倍、気管・気管支・肺のガンは四四倍、乳ガンは六倍、大腸ガンは八・三倍です。

たとえ肉や乳類の摂取量の増加で脳出血が激減し、その結果、日本人の平均寿命が延びたとしても、心臓病や脳梗塞、ガン、さらにはこれらの病気と共通の要因を持つ糖尿病やアルツハイマー病が激増しています。

そのようなことから、今日、「亡くなる前の何年間かを、こうした病気と闘い、介護を必要としながらなんとか生きている人が多くいる」という日本の現状を考慮したとき、「健康・長寿の秘訣は動物性食品の摂取である」というアドバイスは、はたして「私たちのためになる」と言えるでしょうか。

健康とは、ただ「病気の症状がない」というだけではありません。肌は美しく光り輝き、引き締まったスリムな体からはエネルギーが満ちあふれ、いつも満ち足りた心で人生を楽しんでいる状態のことです。

今から二六年前、「プラントベースでホールフードの食事」に変えた私は、そのことを自らの体を通して知りました。

それ以前の私は、日本の医師や栄養士が指導するように、「低カロリーで減塩のバランスのとれた食事」を心掛けていたつもりでしたが（といっても、甘いものとバーボンが大好きでしたが）、幼い頃からさまざまな健康上のトラブルや慢性の疲労に悩まされていて、全く健康ではありませんでした。

今、私は六〇代半ばになりましたが、三〇代の頃よりずっと健康で、エネルギッシュです。文字どおり、「スーパーヘルス」の喜びを享受しています。

本書を読まれた方に今一度強調したいことは、本書に記されていた情報をぜひ実践に移していただきたい、ということです。失うものはありませんし、実践のために特別お金がかかるわけでもありませんので、ぜひともおすすめしたいと思います。たとえ乳ガン遺伝子の保有者であっても、大切な乳房を失わずに乳ガンを防げるようになりますし、花粉症や便秘、ＥＤなどの悩みも瞬く間に解消してしまうのですから。

最後に、本書のもとになった、米国のドキュメンタリー映画『フォークス・オーバー・ナイブズ』をまだご覧になっていない方には、日本語版のＤＶＤがすでに発売されていますので、本書とあわせてぜひとも鑑賞されますことを、こちらも強くおすすめする次第です。

本書の購読やＤＶＤの鑑賞がきっかけとなって、日本でも最新の栄養学に通じた医師が続々と誕生し、医療現場に革新的な動きが現われ、対症療法から予防医学への進展をめざし、医療と食生活の大変革、「超医食革命」が一日も早く実現することを願ってやみません。

二〇一四年八月

松田麻美子

【索引】（項目、人物、所属先、病名など）
※重複して登場するものは、主要ページ、初出ページを主に掲載。

ノ

ハ

ヒ

フ

ヘ

ジーン・ストーン（Gene Stone／編者）

1951年、米国生まれ。ニューヨーク在住の作家、編集者。スタンフォード大学およびハーバード大学卒。著書に、世界的ベストセラー『The Secrets of People Who Never Get Sick』（邦訳『「病気にならない人たち」は何をしているのか』草思社）があるほか、リップ・エセルスティンとの共著『第二消防署の食事（Engine 2 Diet）』も出している。ゴーストライターとしての仕事も含め30冊以上の著書、多くの雑誌記事や新聞コラムがある。大の猫好きでヴィーガン。

大島 豊（おおしま・ゆたか／訳者）

翻訳家。東京都生まれ。著書に『アイリッシュ・ミュージックの森』（青弓社）がある。訳書に『火星シリーズ』（ロビンスン著）、『驚異の発明家の形見函』『形見函と王妃の時計』（カーズワイル著、東京創元社）、『ギネスの哲学』（英治出版）、『バビロンの大富豪』（グスコー出版）など多数。

松田麻美子（まつだ・まみこ／監修者・特別寄稿）

自然健康・治癒学博士（Ph.D. in Natural Health & Healing）。日本ナチュラル・ハイジーン普及協会会長。1978年、米国ウェスリヤン大学卒。1992年、「アメリカ健康科学カレッジ」で栄養科学の最高学位を取得。2006年、米国ナチュラル・ヘルス大学卒。

栄養科学、自然健康・治癒学を修め、ヒューストン・ナチュラル・ヘルス協会／ヒューストン・ナチュラル・ハイジーン・ネットワークを主宰。日本におけるナチュラル・ハイジーン（自然健康法に基づく究極の健康栄養学）のパイオニアとして活躍。現在、米国ヒューストンに在住。日米間を往復し、「健康な体づくり」のための研究と指導に取り組んでいる。

著書に『常識破りの超健康革命』『子供たちは何を食べればいいのか』『50代からの超健康革命』『女性のためのナチュラル・ハイジーン』、訳書に『フィット・フォー・ライフ』『葬られた「第二のマクガバン報告」』（いずれもグスコー出版刊）がある。

日本ナチュラル・ハイジーン普及協会:

http://natural-hygiene.org/

『フォークス・オーバー・ナイブズ』に学ぶ

超医食革命

2014年10月10日　第1刷発行

編　者　　ジーン・ストーン
訳　者　　大島 豊
監修・特別寄稿　松田麻美子
発行者　佐藤八郎
発行所　グスコー出版
〒140-0014 東京都品川区大井1-23-7-4F
販売：Tel 03(5743)6782　Fax 03(5743)6783
編集：Tel 03(5743)6781　Fax 03(5743)6783
http://www.gsco-publishing.jp
info@gsco-publishing.jp
印刷・製本　シナノ

ISBN 978-4-901423-18-2